U0880064

现代著名老中医名著重刊丛书·《第三辑》

赵绍琴临证400法

赵绍琴 著

人民卫生出版社

图书在版编目(CIP)数据

赵绍琴临证400法/赵绍琴著. —北京：人民卫生出版社，2006.12
（现代著名老中医名著重刊丛书　第三辑）
ISBN 978-7-117-08243-3

Ⅰ. 赵…　Ⅱ. 赵…　Ⅲ. 中医学临床-经验-中国-现代　Ⅳ. R249.7

中国版本图书馆CIP数据核字(2006)第140413号

现代著名老中医名著重刊丛书
第三辑
赵绍琴临证400法

著　　者：赵绍琴
出版发行：人民卫生出版社（中继线 010-59780011）
地　　址：北京市朝阳区潘家园南里19号
邮　　编：100021
E - mail：pmph @ pmph.com
购书热线：010-59787592　010-59787584　010-65264830
印　　刷：河北博文科技印务有限公司
经　　销：新华书店
开　　本：850×1168　1/32　　印张：6.5　　字数：160千字
版　　次：2006年12月第1版　2025年7月第1版第19次印刷
标准书号：ISBN 978-7-117-08243-3/R・8244
定　　价：14.00元
打击盗版举报电话：010-59787491　E-mail：WQ @ pmph.com
（凡属印装质量问题请与本社市场营销中心联系退换）

出版说明

自 20 世纪 60 年代开始，我社先后组织出版了一批著名老中医经验整理著作，包括医论医话等。半个世纪过去了，这批著作对我国近代中医学术的发展产生了积极的推动作用，整理出版著名老中医经验的重大意义正在日益彰显，这些著名老中医在我国近代中医发展史上占有重要地位。他们当中的代表如秦伯未、施今墨、蒲辅周等著名医家，既熟通旧学，又勤修新知；既提倡继承传统中医，又不排斥西医诊疗技术的应用，在中医学发展过程中起到了承前启后的作用。这批著作均成于他们的垂暮之年，有的甚至撰写于病榻之前，无论是亲自撰述，还是口传身授，或是其弟子整理，都集中反映了他们毕生所学和临床经验之精华，诸位名老中医不吝秘术、广求传播，所秉承的正是力求为民除瘼的一片赤诚之心。诸位先贤治学严谨，厚积薄发，所述医案，辨证明晰，治必效验，不仅具有很强的临床实用性，其中也不乏具有创造性的建树；医话著作则娓娓道来，深入浅出，是学习中医的难得佳作，为近世不可多得的传世之作。

由于原版书出版的时间已久，已很难见到，部分著作甚至已成为学习中医者的收藏珍品，为促进中医临床和中医学术水平的提高，我社决定将一批名医名著编为《现代著名老中医名著重刊丛书》分批出版，以飨读者。

第一辑收录 13 种名著:

《中医临证备要》 《施今墨临床经验集》
《蒲辅周医案》 《蒲辅周医疗经验》
《岳美中论医集》 《岳美中医案集》
《郭士魁临床经验选集——杂病证治》
《钱伯煊妇科医案》 《朱小南妇科经验选》
《赵心波儿科临床经验选编》 《赵锡武医疗经验》
《朱仁康临床经验集——皮肤外科》
《张赞臣临床经验选编》

第二辑收录 14 种名著:

《中医入门》 《章太炎医论》
《冉雪峰医案》 《菊人医话》
《赵炳南临床经验集》 《刘奉五妇科经验》
《关幼波临床经验选》 《女科证治》
《从病例谈辨证论治》 《读古医书随笔》
《金寿山医论选集》 《刘寿山正骨经验》
《韦文贵眼科临床经验选》 《陆瘦燕针灸论著医案选》

第三辑收录 20 种名著:

《内经类证》 《金子久专辑》
《清代名医医案精华》 《陈良夫专辑》
《清代名医医话精华》 《杨志一医论医案集》
《中医对几种急性传染病的辨证论治》
《赵绍琴临证 400 法》 《潘澄濂医论集》
《叶熙春专辑》 《范文甫专辑》

《临诊一得录》
《妇科知要》
《中医儿科临床浅解》
《伤寒挈要》
《金匮要略简释》
《金匮要略浅述》
《温病纵横》
《临证会要》
《针灸临床经验辑要》

这批名著原于20世纪60年代前后至80年代初在我社出版，自发行以来一直受到读者的广泛欢迎，其中多数品种的发行量都达到了数十万册，在中医界产生了很大的影响，对提高中医临床水平和中医事业的发展起到了极大的推动作用。

为使读者能够原汁原味地阅读名老中医原著，我们在重刊时采取尽可能保持原书原貌的原则，主要修改了原著中疏漏的少量印制错误，规范了文字用法和体例层次，在版式上则按照现在读者的阅读习惯予以编排。此外，为不影响原书内容的准确性，避免因换算造成的人为错误，部分旧制的药名、病名、医学术语、计量单位、现已淘汰的检测项目与方法等均未改动，保留了原貌。对于犀角、虎骨等现已禁止使用的药品，本次重刊也未予改动，希冀读者在临证时使用相应的代用品。

人民卫生出版社

2006年11月

自序

相传本草始于神农，汤液肇自伊尹，仲景以亚圣之才广论汤液为数十卷，其传于世者有《伤寒论》113方，为众方之祖。此后历代医家经验良方流传于今者何止万千！古人云：若执方以疗病，恐古方今病不相能也。故近代医家临证之际，多以信手拈药，名曰随证治之，或效或不效，皆如过眼烟云。细观近代诸家医案，可知此言之不虚。如此头痛医头，脚痛医脚之对症下药，则辨证论治之精髓何在？中医之理论法度何在？故知此风之不可长也。

余于临床亦不喜套用前人成方，而以自出机杼者居多。然每治一证，必立法于前，法立而后方药系之。余之重视立法，得益于家传师授。先父文魁公供职清末太医院，为一品院使，后又出任北京中医学社名誉社长。其治病以立法严谨著称于世。余自幼从父学医，未及弱冠即悬壶京师。后又受业于御医韩一斋、瞿文楼和京都名医汪逢春。此三先生医技高超，特色各异，而重视立法则其所同也。尝观其临床脉案，必明其脉舌色症若何，病因病机若何，而后确立治法，何者为主，何者为辅，何者主治，何者兼治，一一详明，而后遣药组方，无不与病情丝丝入扣矣。宛如大将将兵，指挥若定，旌旗所向，稳操胜券矣。故法者，所以论治者也。理寓于法中，法合于病机，方随法而立，药因法而用。辨证之精审，于法中可见，用药之奥妙，赖法以指挥。法之作用，固不可忽视，法之运用，又在乎医人也。

余自受业以来，临床论病立法，依法疗病，循研此道凡

60年，历久而小有所得。或一病而有数法，或数证同用一法，病虽有万变之态，惟立法即能御之。同病异治、异病同治之妙，于立法中便见分晓。诸法用之既久，颇有得心应手之妙。遂于临证之余暇，挥毫操觚，时时小记，日积月累，纸可盈尺。讵料十年动乱，一场浩劫，几番查抄，致令多年心血化为乌有，思之不胜寒心。医虽小道，却可活人。余得家传师授之技，屡用有验，岂可失传于余手中！故虽身处逆境而不避嫌疑，昼夜追忆，偷隙笔端，更将临证治要一一厘出，然较前所集者，仅得十之三四耳。然则，所论皆证治要诀，决无片语虚浮。盖当时之计，欲将此存留以传子女，仅此而已。岁月流逝，日出天晴，时值1977，余受命出任北京中医学院基础部温病教研室主任。同室老师追随左右，得见此稿，无不鹊跃，竞相参与，整理成书，先于校内印发，同仁亲朋索之者颇多，书罄之后，敦促付梓之声不绝于耳。今余年届八旬，垂垂暮年已至。谨遵友人之嘱将书付梓，仍以《四百法》名之，以示循法以求治之意。先父文魁公、韩师一斋公、瞿师文楼公、汪师逢春公授余之技，并余平生心得，尽在兹集中。今将公之于世，传之于后，余愿足矣。

北京中医药大学教授三代御医之后 **赵绍琴**

1996年3月

目录

内科证治

感冒（五法）

感冒一般分为二类：一类是普通感冒，一类是流行性感冒。中医把流行性感冒又称之谓“时行感冒”。普通感冒和时行感冒只有轻重之分，流行大小之别。正如俞根初所说：“冒寒小疾，但袭皮毛，不入经络。重型感冒，处理不当，变化较多。”临床上以恶寒，发热，咳嗽，头痛，鼻塞或流清涕，打喷嚏为主，病变主要在肺。病因有风、有热、有寒、有湿，治疗感冒初起大致有下列五法：

（一）辛温解表，宣肺止咳

风寒外袭，皮毛受邪，内合于肺，发为咳嗽，表邪闭塞，卫气不通，故恶寒头痛，周身酸楚，发热无汗，鼻塞涕多，咳嗽咽痒，舌苔薄白，脉象浮紧。治疗用辛温以解风寒，宣肺而止咳嗽。

苏叶 6 克　前胡 6 克　杏仁 10 克　羌独活各 3 克　秦艽 6 克

加减法：

若风寒较重，恶寒体痛较甚，而舌淡白，咽无红肿疼痛时，可加重苏叶之量。

如素体血压不高，可用麻黄 1～2 克、桂枝 2～3 克。

服汤药后，可饮稀热粥以助药力。

若其人素体阳虚，又挟风寒外袭，根据体质情况，可用桂枝汤或葱豉汤。

（二）辛凉清化，苦甘泄热

外感风热时邪，热郁于内，发热口干，微恶风邪，头胀，时有微汗或汗出不彻，咳嗽气呛，咽干而痛，溲黄便秘，甚则衄血，舌红苔薄黄，脉象浮数。

薄荷 3 克（后下） 前胡 6 克 大青叶 12 克 板蓝根 12 克 银花 15 克 连翘 15 克 鲜茅芦根各 30 克 山栀 6 克 黄芩 10 克

加减法：

若头痛甚者，可加桑叶 10 克、菊花 10 克、川芎 3 克。

若咳嗽较重者，加杏仁 10 克、桔梗 6 克。

若见高热，头痛，口渴，心烦，舌红苔黄之重证者，可加黄芩 10 克、生石膏 15 克、知母 10 克、花粉 10 克使热退津回。

若兼见衄血者，再加生地 10 克、丹皮 10 克。

（三）芳香祛暑以定其呕，苦以泄热兼止其汗

夏季外感，多属暑邪，暑伤元气，暑多挟湿，故头晕身热，有汗不解，甚则汗出较多，心烦口渴，胸闷乏力，漾漾欲恶，小便短赤，舌苔薄白，脉多濡数。用芳香以祛暑，苦甘以折热。

鲜藿香 6 克（后下） 鲜佩兰 10 克（后下） 马尾连 10 克 竹茹 10 克 鲜芦根 30 克 灶心土 30 克（布包） 川厚朴 6 克 前胡 6 克

加减法：

若口干欲饮较重者，加生石膏 20～40 克（先煎）。

若呕吐较重者，加玉枢丹 1～1.5 克研细末，以佛手 10 克、生姜 6 克煎汤送下。

若汗出过多，心烦气短者，加生黄芪 15 克以益气止汗。

若汗多阴伤者，必须急用甘寒增液之品，以复其阴而兼折虚热。

(四) 芳香疏化以定其呕，苦温淡渗而祛湿邪

感冒挟湿，头目沉重，身热不扬，恶寒，周身酸软，口淡无味，胸闷如痞，时或恶心呕吐，腹胀便溏，舌苔滑腻，脉来沉濡。可用芳香宣阳定呕，苦温淡渗祛湿。

鲜佩兰 6 克（后下） 鲜藿香 6 克（后下） 大豆卷 10 克 苏叶 6 克 草豆蔻 3 克 马尾连 10 克 冬瓜皮 30 克 厚朴 6 克 姜半夏 10 克

加减法：

若呕吐较重者，加生姜汁 2～3 滴冲于药内。

(五) 辛凉清解以宣肺卫，苦寒泄热而利其咽

外感时疫，发热咽痛，甚则咽喉溃烂，或生白膜，兼有头痛微恶风寒者，可用此法。

桑叶 6 克 薄荷 3 克（后下） 川贝母 10 克 桔梗 6 克 生草 6 克 银花 10 克 锦灯笼 10 克

外吹锡类散，1 日 4 次。

加减法：

若头痛重而微恶风寒者，可加牛蒡子 6 克、蝉衣 6 克以疏风透表。

若发热咽痛重者，可加蒲公英 10 克、大青叶 10 克、板蓝根 10 克。

咳嗽（八法）

有声无痰为咳，有痰无声叫嗽，痰声俱有是咳嗽。咳嗽主要病位在肺。但是机体各部位之疾病都能影响到肺而成咳嗽。正如《素问·咳论》所说：“五脏六腑皆令人咳，非独肺也”。归纳起来，咳嗽一证不外由外感与内伤两个方面而生。

外感咳嗽

（一）疏散风寒，肃降止咳

感受风寒，头痛鼻塞，发热恶寒，咽痒作咳，痰多稀薄，一身无力，舌苔薄白，脉浮略紧。用疏散风寒，肃降止咳法。

苏叶 6 克　苏子 10 克　前胡 6 克　杏仁 10 克　百部 10 克　紫菀 6 克　陈皮 10 克　炒牛蒡子 5 克

加减法：

若风寒较重，体痛脉紧，舌苔滑白且润，加用麻黄 3 克、桂枝 6 克。

若素体阳虚，湿邪中阻，脉濡胸闷，方中加用干姜 3 克、细辛 1.5 克、茯苓 20 克以化其寒湿。

若老年体弱，脉沉细弱者，可加党参 3～6 克以补肺气而解风寒。

（二）疏散风热，兼以止咳

风热致咳，烦热口渴，咽红干疼，小溲黄赤，大便干结，舌红痰稠，脉象滑数。用疏散风热兼以止咳法。

桑叶 10 克　前胡 6 克　浙贝母 10 克　黄芩 12 克　薄荷 1 克（后下）　芦茅根各 30 克

加减法：

风热初起，似有恶寒时，可加炒山栀 5 克、苦桔梗 6 克。

风热加重，咽红肿痛，脉象滑数有力，可加生石膏 15 克（先煎）、瓜蒌 30 克、大青叶 20 克、连翘 10 克。

风热化火，咳嗽痰稠粘者，方中去桑叶、薄荷，加知母 6 克、桑白皮 10 克、地骨皮 10 克、黛蛤散 10 克（布包）。

火热化燥，干咳痰中带血者，加沙参 10 克、麦冬 10 克、生海石 15 克、竹沥 30 克（冲）。

（三）泄火清金以定其咳，甘寒增液兼缓其燥

风热化火，咳呛咽干，痰黄稠粘，甚则痰中带红，口渴思饮，舌绛干裂，脉象滑数。宜用泄火清金法。

苏叶苏子各3克　生石膏15克（先煎）　杏仁10克　黄芩12克　麦冬12克　瓜蒌仁30克　芦根30克　知母6克

加减法：

若热盛阴伤，咳损肺络而见红者，加凉血育阴之品如：茅根20克、小蓟10克、蒲黄10克、丹皮10克、赤芍10克、生地15克。

若热势重而化燥者，必当加入甘寒增液之品，以润其燥，加瓜蒌仁30克、郁李仁10克、火麻仁10克、杏桃仁各10克。

内伤咳嗽

（四）甘寒育阴以折邪热，清燥救肺而止咳嗽

素体阴虚，或内热日久，肺阴受灼，干咳连声，痰不易咯，口鼻发干，舌红苔干略黄，脉象细小沉数。用甘寒育阴润燥方法。

沙参12克　天麦冬各10克　生石膏15克（先煎）　杏仁10克　炙杷叶12克　生海石12克　黛蛤散12克（布包）　梨皮2个　川贝母3克（研细末冲）

加减法：

若燥热阴伤，火势甚重者，加花粉10克、知母6克、瓜蒌皮20克、阿胶10克（烊化）。

若阴虚早期，可用养血药为主，如白芍、旱莲草、女贞子、生地黄、首乌藤等。

（五）养阴润燥以止咳嗽，扶羸增液兼退骨蒸

肺阴不足，咳嗽时间较久，两颧发红，干咳少痰或带有血渍，喉干嘶哑，形体削瘦，夜间口干，五心烦热，烦躁梦多，舌红且干，脉象细弦小数。用养阴润肺法。

银柴胡6克　白芍12克　炙鳖甲20克（先煎）　地骨皮

12克　川贝母10克　沙参12克　天麦冬各10克　知母6克

银柴胡一般用鳖血拌，阴虚内热较重时，可加青蒿梗6克、生地黄20克。

《内经》指出："精不足者，补之以味"。此时，患者已精血大亏，但只用药物治疗不够，必须加强营养，补以高蛋白食物。并宜坚持晨起锻炼，呼吸新鲜空气。

（六）养肺阴，清虚热，肃降止咳；滋肝阴，调木郁，从本治疗

血虚木郁已久，阴分早伤。阴虚阳必亢，亢则化火灼阴。心烦，干咳无痰，舌红便干，脉多细弦数。此属内热阴伤，必须清虚热以养肺阴，滋肝阴而调木郁。

前胡6克　柴胡6克　沙参12克　生石膏12克（先煎）花粉12克　川贝10克　白芍12克　石斛12克　知母6克

加减法：

若木郁较重，大便干结，夜梦纷纭，舌绛起刺，必当先泄肝热，加川楝子10克、蝉衣3克、僵蚕10克、芦荟3克、黛蛤散6克（包）。俟肝热减，大便通，夜寐安，再行前法。

（七）补肺气而益其中，纳肾气以定其喘

肺气不足，脾气也虚，肾不纳气，金水不能相生，短气乏力，中脘堵满，面色萎黄，食少便溏，舌胖边有齿痕，滑润液多，脉象虚微。此肺肾两虚之证，用补中益气汤加都气丸二方化裁治之。

炙黄芪12克　党参12克　白术12克　陈皮6克　半夏曲12克　柴胡6克　生牡蛎15克（先煎）　诃子肉15克　五味子10克　钟乳石12克

本病最畏挟有新感，往往新感与痼疾同病，比较复杂，治疗必须表里两顾方可。

加减法：

若属肾气虚为主，熟地、仙茅、仙灵脾等药可用。酸甘温的药物，如：枸杞子、山萸肉等亦可酌用。古人有用芡实、蛤蚧粉等味者。也可考虑用鹿胎膏、金樱子膏、紫河车粉等。

（八）温阳以化其水饮，运脾则肺肾得安，喘咳自愈

脾主运化，肺主布津。脾阳不运，则肺阳虚弱，水湿内停，气机升降失灵，以致水饮不能气化，上犯于肺、或为饮邪。本病特征：病程长，朝暮重，面多光亮，四肢见浮肿，痰稀白，咳嗽气呛如水鸡声，有憎寒，舌胖润，苔白滑，脉沉细。可用温寒化饮方法，如小青龙汤、苓桂术甘汤等。

干姜 6 克　桂枝 6 克　麻黄 3 克　白芍 10 克　细辛 3 克　甘草 8 克　半夏 15 克　五味子 10 克　茯苓 15 克　生牡蛎 20 克（先煎）

临床上我们常用此方，但必须有水饮见证。其鉴别关键在于舌、脉、面色、咳呛等方面。若初起有热象，而见口干渴者，可加生石膏之类。

若正气不足者，可酌加甘温益气之品。

若肝热而见痰粘时，可加蛇胆陈皮末 1～2 支冲服。

喘哮（七法）

呼吸急促，张口抬肩谓之喘；喉间有声，阵发性呼吸困难，反复发作，谓之哮。哮证多兼喘，而喘证不一定全兼哮。一般地说，冷哮多属肺中有寒；热哮多为膈上有热。实喘者邪气盛；虚喘者正气虚。叶天士认为：“在肺为实，在肾为虚”。乃经验之谈。

（一）疏解风寒以宣肺气，温化水饮而定其喘

风寒之邪从皮毛而入，内合于肺，肺气不得宣降，导致胸满咳喘，甚则汗出，头痛恶寒，痰多稀薄，发热不渴，周身酸楚作痛，舌苔白腻，脉象浮紧。用宣肺化饮定喘方法。

麻黄 1.5 克　桂枝 1.5 克　杏仁 10 克　半夏 9 克　苏梗 6

克　苏子6克

加减法：

若体质尚可，无麻黄过敏反应，血压不高者，可加重麻黄用量。

如对麻黄过敏，或血压较高者，去麻黄用苏叶3～6克。

若水饮中停者，加干姜3克、茯苓10克以温化寒饮。

（二）宣肺气以解表邪，泄其热肃降定喘

风热外袭，内迫于肺，肺失肃降，喘满痰多，阵阵寒热，苔白口渴，两脉滑数。当以宣肺泄热，肃降定喘法。

苏叶6克　苏子3克　前胡6克　杏仁10克　生甘草3克　生石膏12克（先煎）

加减法：

若脉象弦实，痰粘胸痛者，加甜葶苈3克、旋覆花10克（包）。

若痰多发粘，脉象滑数者，加苏子10克、莱菔子10克、白芥子6克。

如痰粘且稠时，考虑按燥热方法治疗。

（三）甘寒育阴，润燥平喘

燥热上迫于肺，咽痛口渴，心胸烦热，痰多稠粘，溲黄便结，咳喘胸痛，舌红苔白且干，脉象滑数。可用泻白散、清燥救肺汤合法。

沙参15克　麦门冬10克　玉竹10克　阿胶10克（烊化）　知母6克　生桑皮10克　地骨皮10克　川贝母3克（研冲）

加减法：

若热盛似火者，甘寒之品当加重用之。

若痰胶粘如块者，当加海浮石20克、生牡蛎20克（先煎）、海蜇15克、荸荠10枚（打汁）、黛蛤散12克（布包）。

若大便干燥有血者，加白茅根30克、赤芍10克、炒地榆

10克、小蓟15克、瓜蒌仁30～40克。

燥热渐减，脉渐细弱，舌红转浅，舌上津回，可以养血育阴为主，加白芍15克、生地黄20克、旱莲草10克、女贞子10克。

（四）化痰兼以降逆，泄肺求其喘平

湿痰素盛，消化欠佳，胸膈满闷，咳嗽喘急，痰多白粘，大便不畅，苔垢且厚，脉象濡滑略弦。用化痰泄肺，肃降平喘法。

苏子10克　莱菔子10克　白芥子6克　甜葶苈6克　冬瓜子30克　大红枣5枚

加减法：

若体质薄弱，气分又虚者，可将药量减轻，并加二陈汤以理气化痰。

若表邪未清，或有寒热往来者，加苏叶6克、茅根20克。

若有食滞，苔黄垢厚时，加焦三仙、保和丸各15克(布包)。

（五）宣肃降逆，泄热祛痰

风寒留恋未解，胸闷痰热胶固，气喘声重，痰稠难咯，舌苔垢厚质红，溲黄口干，脉象滑数略有浮象。宜用降气化痰方法，用定喘汤加味。

苏子10克　半夏10克　陈皮10克　杏仁10克　黄芩12克　前胡6克　款冬花10克　生海石12克　生蛤壳30克

加减法：

若上实较重，痰浊不清，可加苏子、莱菔子、白芥子、冬瓜子以消痰利气。

若热盛痰稠者，加黛蛤散12克（布包）、川贝母粉3克，重者加礞石12克、大黄1～3克。

若体质薄弱，痰多胶粘者，可用蛇胆陈皮末1～3支冲服。

（六）补肺益气以定虚喘，甘酸育阴求其成寐

肺气不足，呼吸短促，言语乏力，跗肿肢冷，咽喉不利，夜不能寐，舌胖嫩腻，脉象微弱。用补益肺气方法。

人参3克（研粉冲，或党参6克） 麦门冬10克 五味子10克 诃子肉10克 芡实米12克 茯苓12克

加减法：

若肺虚有热者，可将人参改用沙参30克（或西洋参10克口含），加黄芩10克、知母6克。

若病人素体肾气不足时，加熟地10克、蛤蚧尾1对（研细末，装胶囊送下）。

（七）摄纳肾气，以定喘咳

素体肾虚，或久喘肾气失于摄纳，动则气不接续，腰痛乏力，喘咳咽痛，手足心热，舌体胖边有齿痕，脉微细而无力。此肾气不纳，肺气亦虚，用摄纳肾气方法以定喘咳。

党参6克 熟地15克 茯苓15克 五味子10克 芡实米15克 诃子肉10克 胡桃肉10克 生牡蛎30克（先煎） 白芍15克 黑锡丹3克（分两次服，此药有毒，不可量大，慎用之。）

加减法：

若病者有内热时，将党参改用沙参30克，熟地改用生地12克。

若有外感时，方中加苏叶3克、杏仁6克、炙杷叶10克以宣阳开肺。

若肺肾久虚时，可加人参粉1克、蛤蚧1克（研冲）。

痰饮（九法）

痰为稠粘之饮，饮为清稀之痰，二者皆因脾胃运化失职，水饮内停而致病。痰与饮同出一源，本同标异。前人认为：痰属阳多热，饮属阴多湿。今分痰与饮两方面讨论如下：

（一）疏风解表，宣肃化痰

痰湿内蕴，风邪外袭，胸胁满闷，时或烦躁，咳痰清稀，

多是泡沫，时时恶风汗出，面部发青，舌苔白腻，脉象弦滑。用疏风解表，宣肃化痰方法。

前胡 6 克　浙贝母 12 克　紫菀 6 克　杏仁 10 克　陈皮 10 克　半夏 10 克　南星 10 克　钩藤 10 克

加减法：

若表邪未解，尚有寒热，甚则头项强痛，必须重用疏表，方中加苏叶 6 克，或麻黄 3 克、葛根 6 克。

若痰多苔厚，可加化痰之品，佐以消导，并须注意饮食。

（二）苦泄其热，肃降化痰

痰热蕴肺，心烦口干思凉，面赤唇焦，阵阵汗出，咳嗽痰稠成块，甚则痰黄，大便干，小溲黄少，舌红苔黄根厚，脉洪滑数。用苦泄其热，肃降化痰法。

黄芩 12 克　栀子 10 克　前胡 6 克　生石膏 25 克（先煎）杏仁 10 克　莱菔子 12 克　冬瓜子 30 克　瓜蒌 30 克　大黄 6 克　芦根 30 克

加减法：

若属痰热较重，或兼肝热阴伤之时，可加黛蛤散 3 克（布包），或青黛 3 克（冲服）。

若属痰实火热，当加苏子 10 克、莱菔子 10 克、白芥子 6 克，或再加葶苈子 3～6 克以泄肺热。

（三）甘寒育阴以滋其燥，苦甘泄热兼祛痰火

阴虚热盛而成燥痰，痰火郁热为日已久，肺阴受伤，气粗喘促，痰白成块，或胶粘如米粒，舌瘦质红尖绛，脉象细弦小数。用清燥救肺法。

沙参 15 克　麦冬 12 克　生桑皮 12 克　地骨皮 12 克　玉竹 10 克　生海石 12 克　黛蛤散 12 克（布包）旋覆花 10 克（布包）风化硝 1.5 克（冲）　瓜蒌霜 18 克（布包）

加减法：

若肺热较重，可加黄芩 10 克、苏子 10 克、冬瓜子 30 克、甜杏仁10克。

若属肺阴不足，阴虚热灼，干咳痰稠而少，甚则痰中带血，加阿胶10克（烊化）、远志10克、天冬10克、南百合10克、白芍15克。

（四）宣肺气以化痰湿，和其胃清肃止咳

体肥面白，湿邪素盛，痰湿不化，肢体沉重，嗜卧乏力，脘腹胀满，咳嗽朝暮为甚，舌苔白腻，脉象滑濡。用宣肺和胃，化痰肃降法。

苏梗10克　半夏10克　橘皮10克　枳壳10克　白术6克　远志12克　茯苓12克　炙草3克

（五）温阳散寒，以祛寒饮

寒饮乃中阳不足，命火式微，火不生土，水湿不化而致。症见面色黧黑，四末欠温，心虚且悸，痰多清稀味咸，舌胖润滑，脉象沉迟。用温阳化饮方法，苓桂术甘汤加桂、附、吴萸。

茯苓30克　桂枝10克　白术12克　甘草10克　肉桂3克　淡附片6克（先煎）　淡吴萸10克

加减法：

若药后中阳渐复，寒饮渐化，可改用桂附八味丸以缓温之。

若湿邪较重时，用补中益气丸加二陈丸，长期服用。都气丸亦可试服。

“四饮”治法

水饮停留，积而不化，停于胁下为悬饮；淫溢四肢为溢饮；上阻胸膈为支饮；下流肠间为痰饮。

（六）宣肺降气，攻饮逐痰

悬饮者，水在胸胁之内，如物悬挂，呼吸咳唾都能引起胁下疼痛，脉沉弦。患者体质比较强实者，可用攻饮方法，如十枣汤。

旋覆花10克（包） 苏子10克 莱菔子10克 白芥子3克 芫花炭3克 当归须4克 乳香2克

（七）逐饮除湿，通阳退肿

溢饮者，饮水流行，归于四肢，当汗出而不汗出，身体痛重。此属水饮泛滥，寒邪外来，闭其孔窍，故当用汗法。

若内外俱寒者，用小青龙汤加减。

麻黄3克 桂枝6克 杏仁10克 炙草3克 干姜3克 白芍10克 细辛3克 半夏10克 五味子3克

若外寒里热者，用大青龙汤化裁。

桂枝10克 麻黄3克 杏仁10克 炙草3克 生石膏30克（先煎） 生姜3克 大枣3枚

（八）温散水饮，兼以泄肺

支饮者，是水饮停积心下，支撑于肺。可用温散水饮兼以泄肺方法。

苏叶子各5克 杏仁10克 前胡6克 半夏10克 细辛3克 五味子3克 甜葶苈3克

加减法：

若肺气不宣，胸闷喘满，可加麻黄3克以宣肺开郁。

（九）温阳化饮，兼定眩晕

痰饮者，阳气不足，水停不化，水走肠间，沥沥有声，胸胁支满，目眩气短，苔白滑润，脉见沉弦或沉缓而滑。可用温阳化饮方法，苓桂术甘汤加减。

茯苓30克 桂枝10克 白术12克 炙草10克 半夏10克 陈皮10克

肺痿（三法）

肺痿是肺叶萎枯的疾病。《金匮要略》曾指出其病因为："或从汗出，或从呕吐，或从消渴，小便利数，或从便难，又被快药下利，重亡津液，故得之”。意思是说，不论哪种原因，全是由于津液过度伤耗而致病。

（一）宣肺气以畅胸阳

肺痿的原因比较复杂，但不论是哪种原因，凡属功能障碍而导致肺气不宣时，皆可用宣肺气的方法，以气道通利，胸阳畅达，则痿自愈矣。

麻黄 3 克　杏仁 10 克（后下）　浙贝母 12 克　旋覆花 10 克（包）　郁金 6 克　菖蒲 6 克　荷梗 10 克

加减法：

若脉濡或虚弱无力，可于方中加太子参 3～5 克，以助肺气。

若舌红口干，脉象弦细时，可于方中加南沙参 10 克、生黄芪 6 克。

（二）清肺润燥，以缓其痿

由于热在上焦，肺中津液不足，而致肺痿呼吸不利，干咳或吐白沫，口干舌红，脉弦细而数。可用清润肺燥方法，而使肺气得复。

苦桔梗 10 克　生甘草 10 克　天麦冬各 10 克　北沙参 10 克　川贝母粉 3 克（冲）　百合 10 克

用清肺润燥方法，使其肺中津液恢复，津液充足则肺痿可逐渐好转，此外，又须配合深呼吸或适度锻炼。

加减法：

若肺气不足时，可加气阴双补的药物如西洋参 10 克（口含），南北沙参各 10 克（入煎）。

（三）补肺气，滋肾阴，使其金水相生

肺痿属于肺气不足者，多见咳嗽气短，动则尤甚，痰多白沫，食纳减少，脘腹胀满，苔薄白质淡，脉濡弱。可用补肺气，滋肾阴方法，使金水相生，肺痿自复。

熟地 15 克　党参 10 克　黄芪 10 克　白术 10 克　芡实 10 克　甜杏仁 10 克　炙甘草 10 克

加减法：

若老年体衰或中阳不足，脉沉濡，舌淡苔腻者，可加红人参3～5克，或人参粉6克，分3～4次服。

肺痿的病人，必须检查原因。除药物治疗外，物理疗法亦当注意，可令患者每天散步，适当运动，以锻炼肺活量，这种辅助治疗，是很有益处的。

肺痈（四法）

肺痈是肺脏生痈之证候。其起因很多，外感风热，内蕴日久；饮食厚味，消化不佳；素嗜饮酒等，都能导致热蕴于肺，久则生痈化脓。肺痈的症状，主要是咳嗽，胸痛，吐脓血痰，味腥臭。兹按三个阶段分述于后。

（一）辛凉清解，肃降化痰

外感风热，内迫于肺，肺热不清，身热头晕，微有寒热，咳嗽咽干，胸膺作痛，痰多黄稠，舌红苔腻，脉象滑数。用辛凉清解，肃降化痰法，仿桑菊饮、银翘散方意化裁。

薄荷3克（后下） 前胡6克 浙贝母12克 杏仁10克（后下） 苏子10克 黄芩10克 生石膏12克（先煎） 鲜茅芦根各30克

加减法：

若上焦风热较重时，去生石膏，加白蒺藜10克、桑叶10克、菊花12克。

若由痰浊肝火上冲，痰黄粘稠，头眩时，加晚蚕砂10克、冬瓜子20克、黛蛤散10克（布包）。

若内热较重，舌红口干，咽红且痛时，加银花10克、连翘10克、大青叶10克。

若舌苔黄厚，肠胃滞热者，加焦三仙各10克、花槟榔10克。

（二）泄热化湿，清肃消痰

肺热痰湿互阻不化，咳喘不平，胸胀且痛，咳嗽吐痰黄粘，舌红苔腻根厚，脉象滑数有力，两寸尤盛。必须清泄肺热，化其痰湿，仿葶苈大枣泻肺汤及皂角丸意化裁之。

甜葶苈 6 克　前胡 6 克　黄芩 10 克　桑白皮 12 克　皂角 6 克　苦桔梗 10 克　生甘草 6 克　银花 15 克　川贝母粉 3 克（冲）　醒消丸 6 克（分服）

加减法：

若表气未宣时，仍宜加疏解表邪之品，如苏叶、豆卷、甚则荆、防皆可用之。

热郁已成，必须以清化痰浊为主。若胃肠有滞热者，当先清泄，可于方中加银花 15 克、连翘 10 克、大青叶 10 克。

胃肠湿滞，舌苔黄垢根厚时，必以苦泄清化为主，方中加黄连 6 克、栀子 10 克、焦三仙各 10 克。

热渐入营，舌绛口干唇红心烦者，当加凉血泄热之品，药如鲜茅根 30 克、赤芍 10 克、白头翁 10 克、炒地榆 10 克。

若大便干结者，可加大黄 3 克（后下）。

（三）清化痰热，活血化瘀

肺热蕴久，咳嗽痰吐黄稠，其状如脓，臭秽难闻，身热烦躁，胸痛，夜寐不实，溲黄，大便不畅，甚则皮肤近似甲错，舌红口干，脉象弦滑而数。必以清化痰热，活血化瘀方法。

鲜苇茎 80 克　冬瓜子 30 克　桃仁 6 克　薏苡米 30 克　鱼腥草 30 克　甜葶苈 3 克　黄芩 10 克　皂刺 3 克　银花 30 克

犀黄丸 6 克（分服）。

加减法：

若病人湿邪较重时，可于方中加些风药，以风能祛湿，但量不宜多，防其助热。

热毒较重者，加蚤休 10 克、连翘 10 克、赤芍 10 克、花粉 10 克。

热郁在气分不解时，加杏仁10克、防风6克、板蓝根10克等。

若湿热较重，舌苔老黄糙垢时，仍议通泄折热方法。尤其注意饮食，忌荤、腥、蛋之类。

（四）甘寒育阴，活血通络

肺痈俟脓血吐净之后，痰已无味，咳嗽未止，形气瘦弱，低热不退，脉小弦细而数。热郁渐除，正气已衰，治疗改用甘寒育阴，活血通络方法。

南北沙参各30克　麦冬10克　川贝母粉3克（冲）　苦桔梗10克　生草6克　生黄芪12克　薏苡米30克　赤芍10克　地骨皮10克　桑白皮10克　丹皮10克

加减法：

肺痈溃后，余热不清，不可专用苦寒或解毒之品，必当调和气血，药如：银花10克、白芍6克、茜草6克。

若病人热郁已除而阴血不足，可于方中加四物：当归10克、生地10克、川芎6克、白芍10克。

若正气不足，长期不能痊愈，可加黄芪至30克、当归10克。

若有湿邪留恋时，加茯苓10克、扁豆20克、生白术10克、冬瓜皮30克。

肺痈溃后，气血皆衰，既不可过用清凉，也须注意过补，恐其死灰复燃也。

瘖哑（六法）

瘖哑是发音嘶哑甚至不能发声的疾病，《内经》称之为“瘖”。中医的认识，瘖哑证与肺肾关系密切，古人认为“金水互生，病在肺肾”，又云：“肺为声音之门，肾为声音之根”。及叶天士所说：“金实则无声，金破碎亦无声”。都是说明了这个道理。张景岳说：“瘖哑之病，当知虚实，实者其病在标，因窍闭而瘖也；虚者其病在本，内夺而瘖也”。治疗可考虑从虚实两方面进行。若声带生其他赘生物时，也能影响发音，那就应考虑手术等。

（一）宣散泄热，清咽利膈

风寒外袭，内热蕴郁，恶寒发热，头身疼痛，咽痒音哑，舌苔白腻略浮黄，脉象浮紧，按之数而有力。属内热外凉（俗谓“寒包火”），当用本法治之，仿甘桔汤。

苦桔梗 10 克　生甘草 4 克　牛蒡子 6 克　苏叶 9 克　前胡 6 克

煎汤徐徐饮之，药宜温服。

加减法：

若风寒外闭较重，而内热不甚者，可于方中加重苏叶用量，若体痛甚者，加羌独活各 3 克。（内热的重轻，主要观察唇、舌的颜色，再参考其他兼证即可判明。）

若内热偏重，舌绛唇焦，甚则便干溲黄时，可加连翘 10 克、忍冬花 10 克、芦茅根各 20 克。

若舌黄便臭，确实属阳明腑实，可酌加大黄 1～3 克（后下）。

（二）疏解风寒，宣肺解瘖

外感风寒，头痛体痛，恶寒发热，暴然音哑，舌苔薄白，脉象浮紧。急需用辛温药物以解表宣肺，俟寒解郁开则音自复。

苏叶 10 克　杏仁 10 克　前胡 6 克　荆芥 6 克　全沸草 9 克　芦根 20 克　细辛 1 克

加减法：

若瘖哑而兼咽痛者，不可投辛温之品，因有内热存在。

瘖哑早期，除用辛温解表法外，亦须喉部热敷，热敷又必须时间较长，约需 30 分钟左右，以宣通气血。

注意饮食，在瘖哑病亦特别重要，因为是寒闭，所以用热敷。更重要的是，不可喝凉水，恐其凉而闭郁肺气。气机的宣透，非温不可，如果凉食、凉饮，都不利于肺气的宣散。

甜味的食物能壅塞气机，所以在瘖哑喉闭的时候，一定禁忌。

（三）清肺化痰，解郁利咽

痰湿素盛，蕴久生热，痰热郁闭，肺气不能宣畅，音声重浊，甚则嘶哑，痰多稠粘，口苦喉干，舌苔黄腻，脉象滑数。可用清肺化痰，以利其咽。

前胡 6 克　苦桔梗 9 克　川贝母粉 3 克（冲）　知母 6 克　牛蒡子 10 克　菖蒲 10 克　生海石 12 克

加减法：

若湿痰化热，痰热互阻，其人舌苔黄厚，甚则舌绛心烦，可于方中加苦泄清化之品，如黄芩 10 克、黛蛤散 6 克（包）、苏子 10 克、莱菔子 10 克。

若属食滞内蕴者，当以化积导滞为主，方中加保和丸或焦三仙各 10 克、鸡内金 10 克、焦槟榔 6 克、川军炭 6 克。

如热郁化火，以泻热为主，可选用：地骨皮 10 克、生桑皮 6 克、甜葶苈 3 克、白芥子 3 克、全瓜蒌 15 克、元明粉 1 克（冲）。但用药只选一二味即可，切不可多，酌情使用。

（四）养肺阴以润其燥，清肺金而解其瘖

肺阴不足，津液耗损，口干咽燥，喉痒音哑，干咳无痰，舌红且绛，脉小数。用养肺润燥，清金解瘖方法。

南北沙参各 15 克　天麦门冬各 12 克　生甘草 6 克　生地黄 12 克　凤凰衣 6 克　玉蝴蝶 6 克　阿胶 10 克（烊化）

加减法：

若由感冒之后而致者，细审其因，是否有外邪留恋？若有风寒未解者，仍当酌加疏风之品，但量不宜重，药不宜多。切不可忘其外邪而单治阴虚，亦不可过用辛温而更伤其阴。

若属其他慢性病之后而致失音者，也要考虑慢性病的本质，只有在单纯肺阴不足而咽失其润者才可用本方治之。

（五）滋肝血，养肾阴，求其音复

肝肾两亏已久，经常腰痛腿酸，虚烦不寐，咽燥音哑，舌瘦质绛苔少，脉细数。用滋养肝肾方法，以复其音。

生熟地各 12 克　山药 30 克　山萸肉 3 克　丹皮 10 克　茯苓 10 克　何首乌 30 克　五味子 6 克

加减法：

若纯属少阴不足，咽喉失于濡养，脉象弦细，腰腿酸痛，盗汗遗精者，除用本方，仍需增加体力锻炼，呼吸新鲜空气，使其肾水上濡咽喉。

用滋补药以前，必须细致的检查有无外邪存在。不然，用补之后反能增病。

服滋养肝肾之品，体力逐渐恢复，而咽干音哑仍未复者，可于方中加诃子皮 3～5 克以敛阴复液，对音哑证已久者有效。

在重度音哑时，保护声带非常重要，一定要求患者禁声，不准说话，防其增重。

（六）活血化瘀，通络利音

本法是用来治疗息肉、肿瘤及有癌变者，如是早期发现，可用活血化瘀之品，以祛其瘀滞，调畅气机，疏通胃肠，有助于机体升清降浊，可促其新陈代谢，改善血液循环。笔者认为：此类患者，应嘱其增加体力活动，多吸新鲜空气，如能每天打拳、散步、做一些轻微劳动，则更有利于病情好转。还需嘱咐患者，保持心情舒畅，饮食清淡，睡眠正常。总之，药物治疗与调养互相配合，往往收到较好疗效。

苦桔梗 10 克　生炙甘草各 10 克　生炒薏苡米各 30 克　焦山楂 20 克

浓煎，分 6～7 次，徐徐饮之，每次不超过 20ml，温服、或热服皆可。

加减法：

若胃肠消化欠佳时，嘱病人吃素，不宜过饱，尤应忌糖，并坚持散步。

若瘀血较重，大便干结色深，面色暗黑，舌有瘀斑，可于方中加大黄粉1～2克，每早服，服后无不良反应，可逐渐增量。大黄既能活血化瘀，又能健胃折热，余每用之，收效极好。

劳瘵（四法）

劳瘵是传染性疾病，古称“传尸”。《外台秘要》对劳瘵的病机、症状、治疗、预后、摄生等都论述颇详，并认识到它的传染性。如《外台秘要·救急骨蒸之候》说：“初著盗汗，盗汗以后即寒热往来，寒热往来以后，即渐加咳，咳后面色白，两颊见赤如胭脂色，团团如钱许大，左卧即右出，唇口非常鲜赤”。这段文字，记载了劳瘵的典型症状。

劳瘵的主要表现，如：潮热、盗汗、咳嗽、咯血、失眠、消瘦、脉象细小弦数等，都是阴虚血少，肝热火旺的征象，所以喻西昌认为：“阴虚者十之八九”。兹将其辨证、立法述之于后。

（一）养肺阴，润肺燥，清热止红

肺阴不足，阴虚内热，热伤肺络以致咳嗽较久，两颧发红，干咳少痰，甚则痰中带血，咽喉嘶哑，形体消瘦，夜间口干，五心烦热，舌红少苔，脉细弦小数。可用养肺阴，润肺燥之法。

银柴胡9克　白芍12克　炙鳖甲12克（先煎）　地骨皮12克　川贝母粉3克（冲）　沙参15克　天麦门冬各10克　知母6克

加减法：

若阴虚肝热较重时，加鲜茅根30克、鲜藕连节30克、干荷叶10克，甚者可加羚羊角粉1克（冲）。

若痰中带血，或咳血较多时，加青黛粉2克（冲）、云南白药1克，或加三七粉1～2克（冲）。

方中可加鲜生地30克、川楝子10克、牛膝3克、小蓟

12克。

若苔白脉虚弱者，气分亦虚，可加五味子10克。

若由于气虚不能固表，咳后阵阵汗出者，加浮小麦20克、生牡蛎20克（先煎）。

若咳则胸中作痛者，加旋覆花6克（包）、片姜黄6克。

若因咳甚而出血者，镇咳是重要的一环，加杏仁10克、桔梗6克、远志10克。

（二）滋肺肾，清虚热，以退骨蒸

劳瘵阴虚火旺，日晡之时潮热必作，热势不甚，久之则热势渐甚，故名骨蒸劳热。热则耗阴灼液，故形体消瘦，面色黑浊，舌红脉弦细。用滋养肺肾方法以退骨蒸潮热，宗青蒿鳖甲汤意。

炙鳖甲12克（先煎） 银柴胡6克（鳖血拌抄） 青蒿6克 地骨皮10克 知母6克 生地黄20克 白芍10克 川贝母粉3克（冲） 沙参10克

加减法：

若舌苔厚腻，胸满腹胀，乃积滞蕴热，必须先行消导，俟腑气通，滞热祛，再议本法。

若在暑季，头晕呕恶，舌白滑者，虽是阴虚，仍先治暑，可先用芳化方法一剂，俟暑湿祛，再图治本。

本为阴虚，若阳气也衰者，根据气虚情况，也可酌情益气，但甘温之品当忌，以西洋参为最佳，也可用沙参。

阴虚潮热，医者每用滋补下元，此千载之常法，但又必须在常法之中，深入细究，若兼他证者，当视其病状找出有余之邪，先治其标，标祛则本易医。余每见医者见低烧即青蒿、鳖甲，见血虚必四物、二至，虽不效亦不思改，以至药不离口，病势日增，直至不救。

（三）益其气兼以固表，和营卫求其汗止

自汗一般是属阳气虚，表虚津液不能内固，故自汗出，面色皖白，舌胖苔白，脉象虚濡。宜益气以固其表。若属其他原因之自汗，如：肝热、湿郁、燥汗、烦汗及虚中有热等，皆不可用。

黄芪 30 克　防风 6 克　白术 12 克　浮小麦 30 克　生龙牡各 30 克（先煎）

加减法：

若中阳不足，气分过虚，内无郁热，服上方效而未愈者，可于原方中加入党参 10 克，或红人参 3 克（另煎兑）。

若病人四肢发凉，确为下元不足，可加用附子 3～5 克（先煎）。

若服上方汗出不减，舌红口干时，乃热郁于内，服甘温之后，反助其热，即不可再用原方。应根据脉、舌、色、症，考虑祛其热，热祛则不蒸汗外出，则汗自止。

若服上方汗出似属见轻，夜梦增多，乃胆火上扰之象，于原方中加入竹茹 10 克、黄芩 10 克即可。

若汗出已轻，胸闷如痞，脉濡苔腻，此属湿邪郁于中焦之象，方中加陈皮 10 克、半夏 6 克、苍术 6 克、厚朴 6 克。

（四）滋肾阴以泻虚热，折虚火求其汗止

阴虚热炽，迫津外出，睡中尤甚，舌红心烦，脉象弦细。必当滋阴泻火，热除则汗自止，切不可固涩止汗，防其敛邪。

黄芪皮 10 克　生地黄 15 克　白芍 15 克　黄柏 9 克　黄芩 10 克　黄连 3 克　知母 6 克　生蛤壳 30 克（先煎）

加减法：

若属肝郁气机不畅，当先调肝郁，俟郁解热清，再缓用滋水方法。

若阴虚之体而兼湿邪阻遏，中阳不宣，脘痞胸闷，乏力气短，脉象沉濡，最易错认阳虚，如用补阳则阴更伤，热必加重。一定要解除湿邪，调整中焦，俟其湿祛，则诸症皆解。

笔者认为：肾虚阴伤之体，最易饮水求救。水乃阴类，多则中阳难以运化，湿邪由此产生。先父医案中，常有“虚在肝肾，湿阻中宫”之记载，确实道出此类疾病之关键，启迪后人，滋肾阴兼顾湿邪，切不可专事滋腻。否则唯病不能除，反助湿邪。

治疗劳瘵在辨证论治的基础上，一定配合抗痨药物，增强体力锻炼，适当注意饮食，才能求得早愈。

胃脘痛（七法）

胃脘痛早期多与情志不遂有关，直接影响食欲。本证一定与心绞痛鉴别清楚，有时冠心病误诊为胃脘痛，是极危险的医疗事故。长期的胃脘痛，一定详细检查，应考虑是否有早期癌变。

（一）疏解郁结以缓其痛，调达气机治在肝胃

恼怒之后，或过度忧思，肝气郁结，横逆犯胃，胃脘时痛，胸中满闷，时或太息，有时气串脘痛。治当疏调气机，以缓胃痛，宗四七汤方意。

苏叶梗各 6 克　半夏 10 克　陈皮 6 克　香附 10 克

加减法：

若郁久化热，脉象日渐弦滑，舌尖部起刺，可加金铃子 6 克、炙玄胡 3 克（研冲）。

若湿邪较重，舌胖苔白腻，当加炒官桂 1.5 克、炮姜炭 1.5 克。

若舌苔黄厚，可加焦麦芽 10 克、香稻芽 10 克、六神曲 10 克、鸡内金 10 克。

（二）疏理气机，兼泄肝热，以缓胃痛

肝气郁结，久则化热，心烦梦多，舌干脉弦。治当苦泄肝热，疏调气机而缓疼痛。

炒川楝 10 克　元胡粉 3 克（冲）　吴萸 1 克　马尾连 10

克　香附10克

加减法：

若有湿郁，苔白脉沉涩，当再加疏调气机之品如：苏藿梗各6克、佛手片6克、绿萼梅6克。

若内伤食滞，舌苔黄厚，大便秘结，或腹胀不运，时而呕恶，可加焦三仙、保和丸之属，以消导积滞。

（三）苦泄折热以制其酸，疏调气机而缓疼痛

热郁化火，心烦善怒，形瘦面红，口干且苦，嘈杂呕酸，喜冷畏热，苔多糙黄，脉象弦数。可用苦以泄热，疏气缓痛法。

苏梗10克　旋覆花10克（包）　半夏曲12克　香附10克　马尾连10克　吴萸1克　川楝子10克　乌贼骨15克（打）

加减法：

若热郁日久，深入血分，可加生蒲黄10克、五灵脂10克，或云南白药，以活血化瘀。

若久病入络，面色黑浊，形体消瘦，可用活血化瘀为主，辅以调养气血。

若血虚肝郁，可用逍遥散法，养血为主。

若标热重时，可先折其热，俟热除再行养正。

（四）甘寒养胃阴，活血以缓痛

病久阴分不足，阴虚则阳亢，亢必化火，虚热阴伤，形瘦口干，心烦梦多，小溲赤黄，五心烦热。用养阴活血缓痛方法。

沙参12克　川楝子12克　麦冬10克　生香附10克　炒五灵脂10克　生蒲黄10克　生白芍12克　吴萸1克　马尾连10克

加减法：

若有气机失调，仍当暂用疏理气机之品，俟气机调畅，再行本法治之。

若属阳气又虚者，用药宜缓，甘寒之品少用，并可暂用温化之味，俟阳气恢复，再以泄热育阴为法。

（五）行其气兼以活血，化瘀滞而缓疼痛

胃痛日久，久痛及络，络血瘀阻，痛有定处，势如针刺，面色滞暗，舌质暗有瘀斑，脉沉涩，当以本法治之。

五灵脂 10 克　生蒲黄 10 克（包）　川楝子 10 克　白芍 10 克　当归 10 克　茜草 10 克

加减法：

若有肝郁气滞，可加疏调气机之品，如香附 10 克、木香 6 克、佛手 10 克。

若体弱气血双亏者，可加用益气养血之药，气血同补，如黄芪 15 克、赤白芍各 15 克、生甘草 6 克。

若阴伤肝热，可加育阴柔肝之味，如白芍、当归、枸杞子、丹参等。

（六）甘温以养中焦，调血而缓其痛

素体阳虚气弱，面色萎黄不华，少气倦怠，四肢不温，胃脘隐痛，饥则尤甚，得食稍缓，痛处喜暖喜按，漾吐清水，舌胖苔腻滑润液多，脉象虚濡沉迟。每因过劳、或受冷、过饥则诱发作痛，可用温养中焦，调血缓痛方法，用黄芪建中汤。

黄芪 12 克　桂枝 10 克　白芍 12 克　炙草 6 克　炮姜 1.5 克　大枣 14 枚　当归 10 克　饴糖 30 克（冲）

加减法：

在阳虚气弱时，可增黄芪至 30～60 克、党参 10～20 克、白术 10 克。

若在气虚的基础上又见明显血虚，即加旱莲草 10 克、女贞子 10 克、料豆衣 6 克、川芎 6 克、熟地 10 克、砂仁 6 克。

若在服药过程中，又加气郁，当即改方，用疏调气机之药，暂去甘温补中之品。

若有宿滞，或消化欠佳，可于方中加保和丸10克（包煎），或枳术丸10克（包煎）、焦三仙各10克。

本证虽然是气血虚弱，但不可专赖补药，一定要增强锻炼，促进胃肠功能好转，加强吸收能力，以利早愈。

（七）香运和中以开其胃，消导食滞以缓疼痛

饮食不节，食滞内停，胃脘作痛，脘腹胀满，嗳腐食臭，味如败卵，呕吐恶心，不欲饮食，舌苔黄厚，脉来弦滑。用香运和中，消食导滞方法。

砂仁3克　焦山楂10克　焦麦芽10克　焦神曲12克　半夏10克　莱菔子10克　枳实6克　防风3克

加减法：

若体质强实，舌苔老黄垢厚，大便不通，可加川军1.5～3克、元明粉1～3克。

若属老年体弱，中阳不运者，可加用枳术丸或香砂枳术丸。若在中年，可用保和丸加枳术丸，或用枳实导滞丸，或木香槟榔丸之类。

呃逆（四法）

呃逆是胃气上逆，呃呃连声，声短且频之证，分偶然和持续发作两类。偶然发作而时间短暂的，属于一时的气机不调，可用闭息、惊吓、刺鼻取嚏等方法，皆可即愈。若持续发作，不能自愈者，则当辨证施治。张景岳说："致呃之由，总由气逆"。引起气逆的原因很多，如"食滞痰湿；过食生冷，寒热交阻；木郁横逆，郁热化火，升降失和，胃热上冲；胃阳不足，中虚气逆等，皆能导致本病。若老年久病，或病重危笃，胃气已败，也能出现呃逆。其特点是呃声低微，并不连续，这是重病之兆，预后不良。

（一）疏调气机，降逆止呃

气滞痰湿互阻，肝郁横逆，呃逆连声，声音响亮，舌苔白腻，脉象弦滑。一般可用疏调气机方法，仿四七汤。

半夏 12 克　苏梗 9 克　厚朴 6 克　茯苓 12 克　旋覆花 10 克（包）　郁金 6 克

加减法：

若属肝郁化火，脉象弦数有力者，可先用辛开苦降的方法，以行气折热降逆，同时嘱告患者一定要禁辛辣油腻饮食。

若苔白滑腻时，可酌加化湿之品，并嘱患者忌吃甜味粘滑饮食。

（二）辛开苦降，理气定呃

肝郁化火，胃热上冲，呃逆连声，声音响亮，口干心烦。舌红，脉象弦实有力。必用辛开其郁，苦泄其热。

川楝子 12 克　黄芩 9 克　黄连 6 克　半夏 10 克　生姜 3 克　陈皮 9 克　山栀 6 克

加减法：

若郁结未解时，当加疏调气机的药物，如苏梗 6 克、郁金 6 克、香附 10 克。

若舌苔黄厚，挟杂食滞时，加焦山楂 6 克、焦麦芽 6 克、六神曲 6 克、鸡内金 10 克、炒枳壳 6 克。

若体胖痰湿素盛者，加莱菔子 6 克、白芥子 6 克、冬瓜子 20 克，甚则可加皂角 6 克、槟榔 6 克。

若体质薄弱，素有气虚者，酌减川楝子及芩、连之量。

（三）温中阳，展气机，降逆止呃

寒呃，多由病后中气不足引起，胃虚生寒，气失通降，呃声虽低，而频作不休，畏寒肢凉，倦怠乏力，舌胖嫩，苔白滑润，脉象沉弱。用温中行气降逆方法，仿丁香柿蒂汤意。

公丁香 3 克　柿蒂 9 克　党参 8 克　生姜 3 克　陈皮 6 克　旋覆花 10 克（包）

加减法：

若中虚寒盛时，去生姜，加黄芪10克、干姜6克。

若寒虽不甚而中虚气弱较重者，可加茯苓10克、白术10克、炙草10克、人参粉3克（冲）。

（四）补益中气，降逆和胃

素体薄弱，中气早虚，过食生冷，阳气受遏，呃逆声低，其势甚微，舌胖且有齿痕，脉象虚濡无力。治当补益中气，俟其气复，呃自止矣。

党参10克　黄芪15克　炙甘草6克　法半夏10克　生姜3克　大枣10枚　旋覆花6克（包）　代赭石12克

加减法：

若中气不足，而又兼肝郁气滞，呃逆频频发作，脉虚弱而带弦急，舌虽胖嫩，尖部略红者，仍当先以疏调木郁为主。俟其郁结得舒，气机已调，病势见缓，呃逆虽发而不频繁，可酌情改用补正方法，但药量不可过重，防其壅滞气机而气郁再发。

噎膈（三法）

噎是咽物梗噎不顺，膈乃胸膈阻塞，饮食不下。

本病多由饮食不节（如嗜酒过度等），耗伤阴津，以致津血虚衰，胃脘枯槁，气血瘀结而起。此外，由于忧思过度，情志不遂，血气瘀滞，流行不畅，亦可导致噎膈。一般来说，本病治疗较难，愈后较差，必须早期治疗，同时要禁烟酒及一切刺激性食物，增加体力活动，保持心情舒畅，方可求得较好疗效。

（一）疏调气机，降逆定噎

气机郁滞，咽部食道阻塞不畅，咽物则气噎作痛，每于心情抑郁则病势更甚，心情舒畅时病势似能减轻，初期脉象多见弦象。治疗可用疏调气机方法，仿逍遥散、四七汤意化裁。

旋覆花 9 克（包） 香附 10 克 炒山栀 6 克 青陈皮各 6 克 半夏曲 10 克 苏梗 9 克 枳壳 9 克 片姜黄 10 克

加减法：

若嗜酒多年，舌苔厚腻者，可于本方中加葛花 10 克、枳椇子 10 克、赤芍 10 克、赤苓 10 克。

若苔白腻根厚，胸中满闷，大便溏薄，脉沉缓者，此湿郁较重，可于方中加草蔻 3 克、厚朴 6 克、杏仁 10 克以温化湿郁；若苔垢腻而厚者，于方中加入化滞之品，如焦三仙各 10 克、鸡内金 10 克；若苔黄厚略干者，可酌加瓜蒌 20 克或保和丸 15 克（布包）同煎；若苔黄腻根垢黄厚，脘腹胀满，大便干者，可加大黄粉 1～2 克（冲），甚则可加元明粉 2 克（冲）。

（二）润燥生津，和血止噎

素体阴分不足，或久病津液枯槁，形体渐瘦，面色暗浊，大便艰涩，甚则状如羊屎，舌红苔白，脉象弦细。治疗宜用润燥生津，和血育阴方法。仿启膈散方意。

沙参 30 克 旋覆花 9 克（包） 丹参 12 克 川贝母 3 克（研冲） 苏木 9 克 三七粉 2 克（冲）

加减法：

若兼阴虚肝经郁热时，可加疏肝泄热之品，如川楝子 10 克、丹皮 10 克、郁金 6 克之类。

若因郁结而胃肠滞热不清者，酌加解郁化滞之品，如枳实 6 克、焦三仙各 10 克、槟榔 10 克；若大便秘结者，再加大黄粉 2 克（冲）。

凡有湿郁，气机不畅者，滋腻厚重药物一定慎用，防其腻膈助湿。

（三）养血育阴，活瘀行滞，少佐通幽

噎膈已成，阴血大亏，血行瘀滞，形体消瘦，面色黑浊，胃纳不佳，大便如羊屎，舌红边有瘀点，脉象沉涩且弦。既要养血育阴，又需活瘀行滞，其有血虚便秘，影响消化，还当润燥通幽，故三法同用。并须嘱其怡情与锻炼，令其气血通畅，而阴复瘀化，始能向愈。

生地黄 15 克　赤白芍各 12 克　川贝母粉 3 克（冲）　旋覆花 10 克（包）　红花 3 克　桃杏仁各 6 克　丹参 15 克　代赭石 10 克　鸡内金 12 克　麻仁 20 克

加减法：

若体质尚好而大便秘结者，可于方中加大黄粉 1～2 克（冲）。大黄既能通便，又为活血化瘀之品，人每畏其峻猛而束之高阁，当用而不用，惜哉！

反胃（二法）

饮食入胃，久而复出，吐出完谷，中医称为反胃。一般认为：本证初起是因胃寒脾弱，不能消谷，长期不愈，后天累及先天，可导致命门火衰，下焦虚寒。这种病的特点是食入不化，停留中脘，经过半天或一天后，完全吐出，吐势缓慢，状若完谷，并无异味，所以称它为“朝食暮吐，暮食朝吐。”这种病是由渐而来，反复发作，日久则导致脾肾阳虚，而见：面色㿠白，唇口无华，神气疲惫，胃纳不甘，脉象多是沉弱无力，甚则沉迟不应指，舌胖苔腻滑润液多，大便溏薄，小溲短少，形体消瘦。初期治疗当以温中和胃，降逆止吐方法调理中焦；晚期当以温肾助阳，补火暖土为法。

（一）温中和胃，降逆止吐

反胃多是阳虚，脾胃受寒而成，这种病在早期并不很重，由于治疗欠当，中土受伤，脾胃升降失调，吐势日渐增重，始能成为反胃。在没有形成暮食朝吐，或朝食暮吐的时候，治疗时以调整脾胃功能即可，气逆则降气，有寒则温寒，日久形成吐若完谷，朝食暮吐即可用温中和胃，以降逆定吐。一般考虑用大半夏汤、香砂平胃丸、旋覆代赭汤等。

党参9克　旋覆花10克（包）　代赭石10克　土炒白术10克　干姜6克　附子10克（先煎）　炙甘草6克　灶心土30克（包煎）

加减法：

在早期虚象不太明显时，可去党参、干姜、附子，加苏梗、半夏、煨姜或生姜。

若肝郁气滞者，上方去干姜、附子，加木香、香附、郁金等；若有热郁时，加左金丸之类。

若反胃较久，干姜、附子、党参等益气温中之品用量必须增加，甚则可用肉桂、川椒温中祛寒之品。

本病除治疗外，应注意情志活动，气恼恚怒易加重病情。亦需禁忌冷食及难消化之物。

（二）温肾助阳，补火暖土

晚期的治疗，必温肾助阳，补火暖土，从命火式微着眼。方如：

附片10克（先煎）　干姜6克　熟地15克　肉桂粉3克（冲）　党参15克　黄芪15克　生牡蛎30克　炒川椒3克（去闭目，炒令汗出）

附：吐酸（二法）

吐酸水，是胃病的一个常见症状，一般认为是胃热所致。即如《内经》所云："诸呕吐酸，皆属于热。"

（一）辛开其郁，苦泄折热，以制吐酸

热郁化火，呕吐酸味，大便干燥，舌红口干，脉象细数。法当泄其木火，仿左金丸。

苏叶梗各6克　半夏10克　马尾连10克　吴萸1克

加减法：

若火郁挟有食滞，舌苔根黄垢厚者，可加焦三仙各10克、鸡内金10克、花槟榔10克。

（二）温养脾胃，疏解木郁，而止吐酸

脾胃虚弱，失于健运，时有吐酸，但酸味不重，无心烦梦多等火郁现象。需用温养脾胃，疏解木郁方法，以止吐酸。

党参6克　木香6克　砂仁3克　茯苓10克　白术10克　炙草6克　半夏10克　陈皮6克　乌贼骨20克（打）

加减法：

若属中阳不足，心悸气短，脉来细弱，舌胖腻，苔薄白，可用益气补虚方法，加黄芪20克、人参粉3克（冲服）。

或用单方：乌梅1～2枚，口含。

〔附〕嘈　杂

嘈杂是胃脘部嘈饥不适的一种感觉，甚则懊侬不可名状，得食暂止，有时食后复嘈，常与吐酸并见。一般认为多属胃热为主，久病虚寒证亦可偶见。胃热仍以清热为主，但药宜轻，不可过重。若病属脾胃虚寒者，宜用温养脾胃方法。

呕吐（九法）

有声有物为呕，无声有物为吐，有声无物为干呕，皆是由于胃失和降，胃气上逆所致。常因外邪时气、饮食不节、气机不调或胃虚、胃寒等原因而发病。

（一）芳香疏解，平胃定呕

外感暑湿之后，表气闭塞，胃失和降，发生呕吐，头疼寒热，周身无力，舌苔白腻，脉象滑数。用芳香疏解方法。

苏叶6克　藿香10克（后下）　法半夏10克　大腹皮12克　厚朴6克　竹茹10克　煨姜3克　白蔻仁3克　灶心土30克（包煎）

加减法：

若兼有内热时，可加马尾连10克、黄芩10克。

若湿郁较重时，加苍术3克、郁金6克、杏仁6克、砂仁3克。

（二）苦泄折热，以定呕吐

热郁于胃，胃气失于和降，心烦口干，呕吐味酸且苦，吐势急迫，小溲赤热，夜寐梦多，舌红脉数。用苦寒折热，以降逆止呕，用黄连温胆汤法。

姜川连6克　竹茹12克　枳实6克　黄芩12克　姜山栀10克　半夏12克　灶心土60克（包煎）　徐徐冷饮之

加减法：

若属胃肠滞热，大便干结时，加大黄粉1克（冲），或焦三仙各10克、鸡内金10克，俟大便得通，腑气下行，胃气不逆，呕吐自止。

（三）疏调木土，以定其呕

恼怒之后，木郁克土，胸闷胁胀，恶心甚则呕吐，舌红口干，脉弦略数，或沉涩不畅。用疏肝和胃方法以定呕吐。

苏梗10克　半夏12克　厚朴6克　茯苓10克　马尾连10克　吴萸1克　旋覆花10克（包）　代赭石12克　盐水炒砂仁2克（研冲）

加减法：

若属气郁腹胀者，加青陈皮各6克、佛手片10克、木香6克、大腹皮10克。

若胁痛较重时，加片姜黄6克、香附10克、绿萼梅10克、代代花6克。

若舌根厚腻，乃湿郁食滞之象，加神曲10克、焦麦芽10克、鸡内金10克、槟榔10克。

（四）温化痰饮，降逆定呕

痰饮内停中州，清气不升，浊气不降，以致呕吐痰涎，头眩心悸，胸闷漾漾欲呕，舌苔白腻，脉象弦滑。当用温化痰饮方法。

半夏15克　陈皮10克　苍术10克　茯苓15克　煨姜6克　泽泻12克

加减法：

若属阳气不足，水饮停蓄中焦，呕吐清水，四肢不温，可用温阳化饮之品，方中加桂枝6克以通阳，白术10克、泽泻10克以化饮定呕。

若阳虚气弱之体，可用桔半枳术丸、苓桂术甘汤或香砂六君子汤等。

（五）消导积滞，平胃定呕

由于恣食生冷不洁之品，以致停滞不下，胃气失降，反而上逆，呕吐厌食，吐物腐臭，嗳气吞酸，胸脘胀满，得食愈甚，大便味恶，舌苔垢厚，脉实大而两关独滑。用消导积滞方法以平胃定呕。

半夏曲12克　青陈皮各12克　马尾连12克　焦三仙各15克　花槟榔12克　竹茹12克　枳实10克

加减法：

若食滞较重，积滞化火，舌红心烦，夜寐梦多，可加清热之品，如生石膏20克（先煎）、知母10克。

若苔黄垢厚，口味甚重时，加增大黄粉1～2克（冲）入药内，既可清其腑热，又可荡其积滞。

（六）调气和胃，降逆定呕

呕吐日久，胃气逆而不降，心烦恶心，胃不思纳，舌白苔腻，脉来力弱，略带眩象。可用调气和胃，降逆定呕方法。

旋覆花10克（包）　代赭石12克　煨姜6克　半夏12克　陈皮6克　党参10克　灶心黄土60克（包煎）

加减法：

若脉来弦急，乃肝郁之象，用疏郁展气方法，可加佛手10克、香橼皮6克。

若舌苔黄腻时，加用苦寒以泄热，并佐消导之品，视其体质，酌情用药。

（七）香运温中，以定呕恶

胃虚气弱，脾阳失运，中脘闷满，周身酸楚乏力，食后每欲呕恶，甚则呕吐食物，舌胖苔腻，脉象沉迟濡弱。用香运温中方法。

木香 6 克　砂仁 3 克（研冲）　党参 10 克　茯苓 10 克　苍白术各 10 克　甘草 6 克　高良姜 4 克　半夏 12 克　陈皮 6 克

加减法：

若属老年中阳不足，甚则朝食暮吐者，可加党参至 15 克、黄芪 20 克。

若属肾阳不足，命火衰微，下肢逆冷，六脉沉伏，舌白胖而苔滑腻，面苍白且有浮肿，当加附子 10 克（先煎）、干姜 10 克、吴萸 3 克、炒桂枝 10 克，甚则加肉桂心 1 克（研冲）。

（八）温胃理中，求其吐止

中阳不足，胃虚且冷，中脘喜暖喜温，胃不思纳，遇寒即呕，得温则减，四肢逆冷，二便清利，舌胖苔白滑腻。可用温胃理中方法。

川桂枝 7 克　白芍 10 克　炙草 3 克　炮姜 6 克　肉桂粉 3 克（冲）　炒小茴 6 克　淡吴萸 6 克　白蔻仁 1.5 克（研冲）

加减法：

若阳虚寒重，脉来沉迟，舌苔滑润，可用前方加重桂、姜，酌情再加党参 10 克、白术 10 克、茯苓 10 克、附片 10 克（先煎）、川椒目 3 克。

若舌苔垢厚时，可加焦三仙各 10 克、鸡内金 10 克。

（九）甘寒育阴，清热养胃

胃阴不足，虚热内扰，口干咽燥，呕吐反复发作，不思饮食，舌红少津，脉象细数。用本法滋养之。

沙参 12 克　麦门冬 10 克　法半夏 10 克　五味子 10 克

花粉10克　代赭石10克　姜炒竹茹12克

加减法：

在阴分不足早期，多有虚热化火之象，若脉弦实有力者，可酌加苦药，如黄芩10克、竹叶3克、黄连3克（研冲）。

若有湿郁时，加化湿宣阳之品，如防风6克、佛手10克、郁金6克、杏仁10克。

若苔黄且厚时，加焦三仙各10克、花槟榔6克、水红花子6克，或用保和丸18克（布包），入药同煎皆可。

腹痛（四法）

腹痛是一个症状，多发生在某些疾病之中，如：胃痛、腹泄、痢疾、虫积等。就其部位而言，痛在大腹属脾、胃、肠；痛在少腹属厥阴；当脐或小腹疼痛属少阴或冲任。若以有形无形来分，一般来说，气郁、因寒、受热、虚弱不足等，多为无形；若是食积、燥屎、虫积、瘀血等，多属有形，临床应分辨清楚。如有内脏破裂及穿孔等情况，也可发生腹痛，更应仔细检查，防其意外。

中医对腹痛的特点亦很注意，如：绞痛多属寒属实或寒热凝结；隐痛多属虚；刺痛多属瘀血；胀痛多因气滞；痛有定处多在血分；痛无定处多属气分；凡兼满闷而脉有力者多实；不闷不胀，脉虚弱者多虚；喜暖者多寒，喜冷者多热；拒按者为实，喜按者为虚；饥则痛为虚，饱则痛为实。若经期腹痛，还必须结合其先期、后期，色深或浅，有无血块等情况综合分析。此外，诊断腹痛，还须参照舌、色、脉、症详审细参，严防误诊。

（一）温养中焦，祛寒拈痛

寒邪侵袭，或恣食生冷，日久则中阳受损，腹痛绵绵不休，多无增减，轻者痛易缓解，重者则腹痛不止，遇冷则重，得热则略舒，口不渴，溲清长，大便溏，舌苔白滑且润，脉象沉迟。治宜温中散寒方法，用良附丸合小建中汤化裁。

炒桂枝 6 克　白芍 10 克　炙甘草 3 克　炮姜 4 克　炒官桂 4 克　高良姜 10 克　香附 6 克

加减法：

若疼痛日久，时发时愈，可用温养脾胃方法，方中可加饴糖 30 克（冲）、大枣 20 枚。

若舌苔白滑润腻，方中易炮姜为干姜，加祁艾炭 2～5 克。

（二）苦甘以泄热，调气而缓痛

由于内热阻碍气机，腹痛时作时止，痛势较剧，甚则拒按，心烦口渴，大便干结，小便色黄，脉象滑数。可用苦泄方法。

苏梗 10 克　川楝子 12 克　元胡粉 1 克（冲）　芍药 12 克　炙草 6 克　炒黄芩 12 克　马尾连 10 克　枳实 6 克　厚朴 6 克　木香 3 克

加减法：

若属舌苔垢厚，脉象有力，可加通导药物，以积滞去则痛自减矣。

若苔白滑润质红，乃湿郁不化之象，当加辛温疏调之品如：草蔻 3 克、乌药 6 克、白檀香 3 克、紫降香 3 克。

（三）宣郁调气，以缓疼痛

气滞作痛，多发于恼怒忧虑之后，肝郁克脾，气机不畅，脘腹胀满，甚则拒按或攻冲作痛，得矢气则减，脉多沉涩或弦。当以宣郁调气缓痛方法，用木香顺气散之类。

木香 3 克　檀香 3 克　降香 3 克　陈皮 6 克　青皮 6 克　白芍 12 克　半夏 10 克　枳壳 10 克

加减法：

若属湿郁为主，导致气机失灵，当以宣化升和为主，先祛其湿，湿祛则气行，加苏叶 10 克、杏仁 10 克、苦梗 10 克、枳壳10克。

（四）和中消导，理气止痛

伤食之后，脘腹饱满，嗳腐吞酸，腹痛欲泄，泻后痛减，舌苔黄腻且厚，脉象弦滑。可用消导理气方法。

山楂10克　麦芽10克　神曲10克　陈皮10克　莱菔子12克　鸡内金10克　枳实6克　大黄粉1.5克（冲）　槟榔10克

临床还须结合体质强弱、脉舌情况、积滞多少而增损药量，并注意节制食量，禁荤腥之类。

泄泻（八法）

大便次数增多且稀，腹中不适，谓之泄泻。古代文献名目繁多，有以脏器定名的，如："胃泄"、"脾泄"、"小肠泄"；有以泄势、形态定名的，如："濡泄"、"溏泄"、"飧泄"、"滑泄"；也有以病因定名的，如："寒泄"、"火泄"、"暑泻"、"食泄"、"痰泄"。我们从发病时间及临床症状上可分为"暴泄"与"久泄"两大类。

（一）疏解表邪兼以升和，温寒拈痛以止其泄

风寒束于表，内犯而克脾，故头痛寒热时作，腹中切痛肠鸣，喜按喜温，初期不渴，便多稀水，小溲清长，舌淡苔白腻，脉象浮紧或沉紧。当用疏解表邪，温寒拈痛方法。

葛根6克　藿香叶9克（后下）　厚朴6克　白芷6克　炮姜4克　炒官桂4克　木香6克　灶心黄土30克（包煎）

加减法：

若寒邪较重时，方中加桂枝10克、干姜6克，腹痛甚时可用艾叶4～6克。

若风邪较重，体痛恶寒，舌白淡滑，用麻黄3克、桂枝6克、羌独活各3克。

若素有食滞不化者，先解其表寒，俟寒化表解，余缓治之。

（二）温寒以拈其痛，化湿而止其泄

寒邪伤胃，湿阻于脾，胸脘闷满，四肢乏力，肠鸣漉漉，腹痛绵绵，得暖则缓，逢寒则急，大便水样清淡稀冷，后坠不畅，时而呕恶，口不渴饮，舌白滑润，脉象濡缓。治当温寒拈痛，化湿止泄。

苏叶 6 克　藿香 6 克（后下）　桂枝 6 克　炮姜 4 克　苍术 6 克　茯苓 15 克　灶心黄土 30 克（包煎）

加减法：

若脉沉伏，舌苔白润，泄势重，四肢冷，确为寒湿重证，可改为炮姜 6 克，加炒官桂 6 克、淡附片 6 克、党参 6 克。

若寒湿挟滞者，在温运的基础上，可加神曲 10 克、焦麦芽 10 克、枳壳 10 克。

在寒湿泄泻之后，可加黄芪 20 克、茯苓 30 克以调养其中焦。

（三）芳香化湿，苦坚其阴，泄自能止

湿热泄发于夏秋之间，湿热互阻，脾胃失和，腹痛即泄，便色黄褐，状如藕泥，肛门灼热，略有后重，小溲短赤，口渴欲饮，舌多黄腻，脉象滑数。可用芳香之品以化其湿，苦泄之药坚阴止泄。

苏叶 6 克　葛根 10 克　藿香梗 10 克　马尾连 10 克　木香 6 克　川朴 6 克　滑石 10 克

加减法：

若湿浊下注，气坠难忍，可加荆芥炭、防风各 6 克以疏和升化，升其清阳，开其湿郁，疏化又可解热。

若属郁热不解，阴分不和，腹中作痛，泻后则舒，可仿痛泻要方义，加白芍 10 克、炙甘草 6 克、陈皮 6 克、防风 6 克。

若舌绛苔白腻浮黄，脉沉细且濡者，多因寒湿中阻，阳气不通，可先通阳，俟气通则泻势自减，加炮姜 1 克、炒官桂 1.5 克、吴萸 0.5 克。

（四）升降并用，苦泄坚阴，而止其泄

腹中绞痛，痛一阵即泻一阵，发热口干，引饮思凉，心烦恶心，肛门灼热，小溲赤少，便势急迫，气味恶臭，舌红且干，脉数。火泄之象用苦泄坚阴方法。

葛根 10 克　黄芩 12 克　马尾连 12 克　川黄柏 10 克　灶心黄土 30 克（包煎）　甘草 3 克

加减法：

若腹中痛势不解，苔白滑润，必有湿邪，可加入木香 6 克、吴萸 1 克、白芍 12 克。

若湿邪久郁不化时，仍当加入些温阳化湿之品，如炒官桂 1.5 克、炮姜 1 克，俟湿化坠除，再行泄热。

若泄势渐缓，气坠后重，加荆穗炭 10 克。

（五）泄木郁以缓其急，调中土求其泄止

情志抑郁，脾胃受克，肝木乘脾，升降失和，故腹泄腹痛阵阵，常与情志有关。舌红口干，脉象弦数，本病时轻时重，甚则晨起即泄，腹中绞痛，泄势似猛，其量不多，参考痛泻要方加减。

荆穗炭 10 克　防风 6 克　马尾连 10 克　黄芩 10 克　白芍 12 克　陈皮 6 克　灶心黄土 6 克（包煎）　冬瓜皮 30 克

加减法：

若纯属肝热上扰，必心烦梦多，脉象弦细而数，舌红口干，小溲赤热，当加川楝子 10 克。

若血虚阴伤，当以养血育阴为主，须加白芍 15 克、炙甘草 6 克、木瓜 12 克以缓其急，兼止其泄。

若有湿阻不化，就当用化湿邪兼以升和方法，湿化清升则泄自减轻。

若久泄正虚，也不可在遗热未清之时，先用补剂，不然反而加重病情，永无愈期。

（六）升阳以化湿邪，扶土而运中焦

由于湿阻，脾阳不升，中焦阳气不足，脾胃运化失职，脘闷不舒，气机不畅，大便次数较多，苔白滑润，脉象沉濡，两关尺力弱。病已日久，必当升阳以化湿，扶土而运中。

羌活 6 克　防风 6 克　升麻 6 克　桂枝 6 克　炮姜 6 克　茯苓 12 克　苍白术各 3 克　灶心黄土 30 克（包煎）　炒官桂 3 克

湿为阴邪，水为寒类，阻脾则升力受碍，治疗当升和之。若湿邪已解，而正气已衰，可于升和之中，佐用益气之品，以助其正。

（七）益其气而补中，升中阳以止泄

素嗜寒凉油腻，或久泄中阳不足。面色萎黄，胃纳不佳，食后脘腹胀满，四肢清冷不温，神倦疲乏，泻下稀淡，甚则完谷不化，臭味不浓，舌胖润腻，脉沉弱无力。用益气补中，升阳止泄方法。

党参 12 克　白术 12 克　茯苓 12 克　陈皮 6 克　半夏 12 克　扁豆 12 克　苡米 12 克　大枣 5 枚　升麻 3 克

加减法：

若寒邪偏重，小腹疼痛较重时，加炮姜 3 克、炒官桂 3 克、祁艾叶 3 克以温寒拈痛。

若中阳不足，气分又虚，下肢略有浮肿，可加黄芪 20 克、人参粉 1 克（冲）。

（八）益其气而扶中土，升脾阳运湿止泄

高年体弱，久泄不止，脱肛少腹隐痛，中气大陷，行动则气短，泄后两目晕花，舌淡白润，脉沉微濡弱。屡服补益，效不巩固，可试用升阳益气少佐固涩，以观其后。

升麻 6 克　黄芪 15 克　党参 15 克　白术 12 克　白扁豆 30 克　陈皮 12 克　山药 30 克　灶心黄土 60 克（布包）　茯

芩 30 克　诃子肉 10 克　浓煎 300ml，分 5～6 次温服。

加减法：

若年高体弱久病气虚，服上药效果不显时，可加人参粉 8 克，分 3 次温服。

若升力差时，可于方中加柴胡 6 克、羌活 3 克、肉桂子 1 克、附片 10 克（先煎）。

痢疾（九法）

痢疾是夏秋季节常见的急性传染病之一，它以腹痛、里急、后重、便下赤白带有脓血为主要症状。发生的原因多由热郁湿蒸，因热求凉，过食生冷，饮食停滞，不得宣通而致。古人云："无积不化痢"。又说："痢无补法"。这全是说明痢疾与积滞有关。

痢疾的治疗，在暑湿蕴热初起阶段，当以疏解化湿为务，俟表解湿化热自清矣，古人每用"逆流挽舟"之法，一药可立转乾坤。若已成痢，赤白相兼，里急后重，当分清气血，所谓血行则便脓自愈，调气则后重自除。若苔黄厚，腹痛拒按，内有积滞，可与消导，如木香槟榔丸、枳实导滞丸等。若久痢体弱，气血大虚，再考虑扶养。

（一）疏表化湿兼清里热，升降分化逆流挽舟

暑热夹湿，互阻不化，头晕寒热，遍体酸痛，腹痛滞下不重，似有化痢之象，用疏表升化，逆流挽舟法。

荆芥炭 10 克　葛根 10 克　防风 6 克　羌独活各 4 克　黄芩 10 克　马尾连 10 克　焦三仙各 10 克

加减法：

若暑邪较重，头晕恶心，可加苏叶 6 克、藿香 10 克、白芷 6 克。

若中满腹胀，腹中绞痛，加厚朴 6 克、半夏 10 克、沉香曲6克、木香6克。

若湿邪中阻，腹痛，舌白，脉象沉濡者，加炒官桂6克、炒干姜6克、草豆蔻6克。

若滞热不化，当加槟榔6克、焦三仙各10克、保和丸15克（包煎）以消导分化。

（二）清化湿热，兼以导滞

痢疾偏于热重，寒热较轻，烦热口干，滞下粘稠，小溲色黄，苔白浮黄，脉象细弦且数。用清化湿热方法，仿葛根芩连汤意。

葛根10克　黄芩12克　马尾连10克　生甘草10克　木香6克　焦三仙各10克　防风6克

加减法：

若带有赤白脓血者，方中加炒槐米10克、炒地榆10克、忍冬藤20克。

若气坠较重，舌白苔腻，便中带有白粘液，乃热郁气分，湿阻特甚，加苏叶10克、杏仁10克、藿梗10克。

若舌苔黄厚，可加焦三仙各10克、花槟榔10克、莱菔子10克、冬瓜子20克。

（三）苦以燥湿而减其坠，消导积滞分理寒热

表邪已解，湿热不化，与寒湿积滞互阻，腹痛里急后重，便有脓血，舌红苔黄根厚，脉象弦滑且数。可用苦温燥湿兼消导积滞方法。

赤白芍各10克　炒官桂5克　葛根6克　黄芩10克　黄连6克　木香6克　槟榔10克　大黄粉1克（冲）

加减法：

若便下白多红少，腹痛气坠，方中加炮姜炭5克、厚朴6克、藿苏梗各10克、焦三仙各10克。

若有寒热时作，加苏叶6克、白芷3克、防风6克。

若舌苔黄垢可加重大黄粉用量至3克，或加枳实6克、元明粉1～2克（冲）。

（四）升降分化，苦寒泄热，以止热痢

湿热积滞，久则深入血分，腹痛较重，下痢赤多白少，小溲色黄，舌红口干，脉象弦滑急数。用苦以坚阴，升降分化方法，仿白头翁汤方意。

葛根10克　黄芩10克　马尾连10克　白头翁10克　黄柏10克　秦皮10克　银花30克　炒地榆15克　防风6克

加减法：

若腹痛较重者，加赤白芍各15克、炙草10克、生香附10克。

若苔白滑腻，脉象濡滑，此属尚有湿阻，仍可用些温化之品，但量不可重。方中可加炒官桂1.5克、炒槐花10克、炮姜炭1.5克、木香6克。

若舌苔垢厚，此积滞较多，可于方中加焦三仙各10克、大黄炭3～5克。

（五）甘寒育阴以治其本，苦泄折热兼顾其标

热痢较重，或消耗日久，热烁阴伤，形体消瘦，舌绛少津，脉象细数，干呕不止，不能入食。属噤口痢，可用增补阴液兼以泄热方法。

沙参1.5克　麦门冬10克　赤白芍各12克　冬瓜皮30克　黄连6克　白头翁12克　银花30克

并用牛奶、米汤补充体液，增加营养。如口不能食，药物难进，可用鼻饲。

加减法：

若中气不足，方中加西洋参粉10～20克，分3～4次冲服。或加人参汤（阴虚舌红口干者不用）。

若体弱，正气不足，可配用养血育阴药物，不可纯用苦寒。

（六）升阳化湿调其气机，香运温中扶其后天

素体下焦虚寒，或暑天过食寒凉，脾胃阳气受遏，升力不足，寒湿积滞不化，下痢白多赤少。或暑热积滞互阻，过服寒凉之剂，热郁于下，寒阻于上，形成冰伏。症见中脘堵闷异常，苔白腻如积粉，边尖绛而液少，里急后重，腹痛绵绵不休，得暖则痛势稍缓，脉象沉濡按之弦滑略数，或沉伏似涩，面色萎黄，周身无力。此乃寒湿阻于膈上，积滞热郁凝而不化，气机不行，热则自热，寒则自寒，升降阻遏，三焦不通，必当升阳温化，转其气机，缓图祛热。

苏叶梗各 6 克　苍术 6 克　厚朴 6 克　炮姜 6 克　炒官桂 6 克　木香 6 克　桂枝 6 克　防风 6 克

加减法：

若分化之后，热郁明显，仍当改用升阳化湿兼佐导滞方法，令病人禁食、少餐以调胃肠功能。

若积滞明显时，当消导化滞，调和脾胃。

（七）升降分化，兼祛湿滞，疏调胃肠，求其痢愈

痢疾经久不愈，正气大伤，滞热未清，脾胃升降失和，可用升降分化，疏调胃肠。

葛根 6 克　焦三仙各 10 克　炒官桂 3 克　炮姜 3 克　升麻 6 克　木香 6 克　砂仁 2 克　枳壳 10 克　焦白术 10 克

加减法：

若素体中气欠充，脾胃运化不佳，可加党参 3 克、黄芪 6 克，以益其气而扶脾胃。

（八）升阳扶脾以开其胃，益气补中调养中焦

痢下日久，正气渐虚，脾胃难以运化，升力不足，大便下坠加重，甚则屡见脱肛，脉虚弱，舌胖嫩，苔滑润。治之必从本调。

升麻 10 克　柴胡 6 克　葛根 10 克　木香 6 克　砂仁 3 克　党参 6 克　白术 10 克　炙草 10 克　山药 10 克　冬瓜皮 30 克

加减法：

若气虚下肢浮肿者，加黄芪 20～30 克，人参粉 1～3 克（冲），或加补骨脂 10 克、熟地黄 15 克。

（九）益其气温养中焦，升清阳兼用止涩

高年久病，正气难以恢复，大便滑脱，气短汗出，两目昏花，甚则脱肛不升。必当温涩合用，从本治疗。

升麻 10 克　党参 12 克　苍白术各 15 克　炮姜 6 克　炒官桂 10 克　干姜 6 克　淡附片 10 克（先煎）　诃子肉 12 克　芡实米 30 克　茯苓 20 克

加减法：

若虽老年而气虚不甚者，用升和益气即可，切不可用涩药。因固涩最易留邪，苟有余邪，或积滞不化，皆非所宜。古人说："痢无补法"。就是恐留邪于中，所以必须脉、舌、色、症合参确是极度虚弱，方可议补涩之品，否则不可进补药。

便秘（六法）

大便秘结不通，排便时间延长，或虽有便意而排出困难，都称为便秘。便秘的原因很多，有属实属火者；也有属虚属寒者；又有气滞血燥而致者。治病必究其源，不可一概以大黄、牵牛、巴豆之类下之。

（一）泄热通便，以祛腑实

进食辛辣，恣饮酒浆，肠胃燥热，津液不能分布，大便失润而成燥结，面赤口燥，唇干渴饮，喜冷恶热，舌苔黄厚，脉多滑数有力。宜泄其有余，苦折其热。

竹叶 3 克　瓜蒌 30 克　薄荷 3 克（后下）　栀子 10 克　黄芩 10 克　枳实 6 克　生大黄粉 1.5 克（冲）　元明粉 3 克（冲）

加减法：

若见口干渴饮，有汗烦热者，方中加生石膏 15 克（先煎）、知母 10 克、花粉 10 克。

如体质薄弱者，可减生大黄及元明粉，加焦三仙30克即可。

若舌苔滑润者，攻下药不可急用，去硝、黄，加苏叶梗各6克、蝉衣6克。

（二）疏调气机，以通其便

气秘由于气分郁结不畅而生，气结不通则津液不布，大便秘结，心胸痞满，胁肋作胀，噫气不舒，舌苔白腻，脉象多沉。用疏调气机方法。

苏梗10克　杏仁10克　瓜蒌皮15克　枳壳10克　炙杷叶15克　郁金6克　青陈皮各6克　旋覆花10克（包）

加减法：

若气分结滞特甚，可加木香6克、沉香1克、香附10克。

若体质偏弱而气滞又甚者，可于方中加白檀香3克、紫降香5克、蔻仁2克。

如体弱气虚者，不可进破气散结之品，可用桔叶3克、绿萼梅6克、代代花6克。

病人体质过虚而又气分郁结时，可于补正之中加砂仁1～2克即可，破气之品不可过多，防伤正气。

（三）养血育阴，润燥通幽

阴血不足，肠道失于濡养，大便干结，状如羊屎，心烦多梦，小溲黄少，舌红口干，脉弦细。用养血润便方法。

生熟地各10克　当归10克　赤白芍各10克　菟丝子10克　黑木耳10克　黑芝麻10克　阿胶珠10克　桑寄生16克　肉苁蓉12克

加减法：

若病人湿邪较重，气机不畅，可于方中加疏风化湿之品，防其湿阻而膈间不畅。

若血虚而肝热又起，先以泄其虚热为主，可用苦泄折热之剂1～2付，俟热除，再行养血育阴。

若血虚燥热明显，可加油润之药，如桃仁、杏仁、郁李仁、松子仁之类。

(四) 养血和营，润燥泄热

血虚化燥，形瘦多火，面色黑浊，便干带血，肛裂，久则生痔。用养血和营润燥方法。

白芍 20 克　生地 12 克　黄芩 12 克　麻仁 10 克　黑桑椹 16 克　黑芝麻 15 克　瓜蒌 16 克

加减法：

若血热肛裂，舌绛尖部起刺，全是燥热化火之象，加生地榆 10 克、炒槐米 10 克、鬼箭羽 10 克。

若燥热较重，溲赤且热，加桃杏仁以润燥，并可酌情加元明粉 2～3 克（冲），但不可过用久用。

(五) 益气补中以助其正，升阳扶脾求其便通

中气不足，无权推动，大便秘结，便后气短，语音低微，腹胀纳少，苔白质嫩，脉虚大。治以补中行气法。

党参 10 克　黄芪 30 克　白术 12 克　茯苓 10 克　炙草 10 克　附子 10 克（先煎）　肉桂末 3 克（冲）　升麻 6 克

加减法：

若阳虚气弱较甚者，可加人参粉 3～5 克（分冲），黄芪可增量。

若遇气虚便秘者，单用升麻 3 克、白术 60 克，亦每能奏效。

若病人腹胀，气机不畅时，可加砂仁 3 克、木香 6 克、或仿六君子丸用之亦可。

(六) 温阳以化湿，补火以通便

冷秘乃寒湿久积脾胃而成，命门火衰，火不生土，中焦运化失职、阴凝固结，唇白口淡，舌胖苔白腻，脉多沉迟虚弱。用温阳补火方法。

淡附片 15 克（先煎）　淡吴萸 10 克　淡干姜 10 克　黄芪 30 克　肉桂子 6 克　党参 20 克　炙草 10 克

这种情况多见于老年人或患有慢性病的人，若治疗得当，效果明显。

若服药有效，而不巩固，时时反复者，可酌情加重药量：附子可加至30～60克（先煎），党参量加至30克，黄芪量加至60克。

肠痈（三法）

中医的肠痈，包括了阑尾炎及肠部、腹部炎性甚则化脓的一些疾病。病机是：膏粱积热，饥饱劳伤，或产后瘀血未净等，气血凝滞，留积生热，使血肉腐败，化而为脓。《内经》指出“热盛则肉腐，肉腐则成脓”。兹分三个阶段论述其辨证施治。

（一）清化湿热，活血消痈

此阶段多见：腹痛拒按，身热恶寒，心烦口干，舌红苔黄，脉多滑数。可用清化、活血方法。

苏叶6克　银花30克　丹皮10克　蚤休12克　花粉12克　防风6克　大黄6克　芒硝3克（冲）

加减法：

在早期，可用宣散之品，以宣郁通络，使其气血畅达，痛必止矣。亦可辅助以热敷温熨，以疏通气血，缓解疼痛。一般可用炒盐500～1000克，俟热时加小茴香30～60克，再炒1～2分钟，加醋60～90克，俟酸味放出，用厚布包好，熨于痛处。

上面所说的“宣散”，不是单指辛温发散之品，应随证情而酌情选药，总以宣通气血为目的。如确是风寒闭表而致内郁化热，症见头身重痛，恶寒发热，苔白，脉紧者，可用辛温发散药，既能发汗解表，又能宣阳解郁，还有活血通窍之功，只要表闭开，则内热散矣；若在暑热季节，症见头晕，恶心，胸闷，身热等，首先应想到暑与湿的问题，可用芳香疏解药物以宣化暑湿之邪。若热象明显，再于方中加用苦温化湿之品；若属风热上扰，则可选用轻清宣透之品，以宣散风热。

总之，治疗肠痈，必须审证求因，从本治疗。切不可一见发热，诊为炎症，即投清热解毒，这样不符合辨证施治原则，往往收不到预期效果。

（二）疏风清热，活血化瘀，佐用解毒，以消肿痛

在脓已成阶段，腹肌紧张，疼痛局限，按之痛甚，反跳痛明显，此时当疏风清热，活血解毒，以消肿缓痛。前人常用“疏风”二字，究竟如何解释？笔者认为：《内经》所说：“火郁发之”，是指火热郁结时，必须先用疏风宣透之品发其邪，郁开则火热自散。这样治疗火热郁结比单用清热法胜似多多矣！若不加疏风之品而单纯清热，则郁不能开，热不得散，反有寒凉郁遏之虞。根据这个道理，古人常在“清热”之前，加用“疏风”二字，实为启迪后人，广开治疗门径。

荆芥穗 10 克　防风 6 克　马尾黄连 10 克　薏米 30 克　败酱草 30 克　生草梢 10 克　丹皮 10 克

加减法：

若属火郁过重时，可加疏风散热之品，如银花 30 克、连翘 15 克。

若热势较重，深入血分，当加重凉血清热解毒之品，药如：银花 20 克、花粉 15 克、赤芍 15 克、蒲公英 30 克等。

若属血分郁热，胃肠积滞，可加大黄 1～3 克。

（三）化瘀以排其脓，活血求其痈愈

肠痈溃脓以后，症状平稳，可用活血化瘀方法，既排脓又促其痈面收敛，仿薏苡仁汤。

薏苡仁 30 克　赤白芍各 15 克　花粉 10 克　当归 10 克　茜草 10 克　柴胡 6 克　苍术 6 克　防风 6 克

脓溃以后，早期以化瘀和血为主；中期应调和气血；最后以调和脾胃收功，此乃肠痈恢复期的一般治疗方法。

早期脓将净时，可加丹皮10克，若无热象，亦可加黄芪15克促其愈合。

在收口恢复阶段，可加珍珠粉1～3克、三七粉1克（冲），以促其收敛生肌。

若在后期，诸症已除，唯胃纳欠佳，则以调养脾胃为主，如香砂六君子汤之类。若苔黄略厚时，加焦三仙各10克、鸡内金10克，以助其消导。

积聚（六法）

积聚是指腹内有病块的疾病。根据病块的性质不同，可分为积与聚两类。积为痛有定处，固定不移；聚乃聚散无常，痛无定处。积为有形，渐积成块，病在血分；聚为无形，触之阵发，病在气分。聚病较轻，积病较重。笔者认为：积病，可能一部分是脏器本身的肿大，或者是脏器病变的现象；再一部分，可能是肿瘤一类的疾病。如肝脾肿大，腹腔肿瘤、宫外孕、肠系膜淋巴结核、肾下垂、肠功能紊乱、机械性肠梗阻、幽门梗阻等。聚病多是内部脏器痉挛，所以发则有形，移时又无形。其辨证治疗，可从以下几方面入手：

（一）疏调气机，以缓胀痛

情志不遂，肝气郁滞，气不调达，横逆两胁，故两胁胀痛，攻窜不定，时聚时散，善太息，胸闷食少，其发作每与情志有关，苔薄白，脉弦细且滑。治用疏调气机方法。

柴胡6克　苏梗9克　半夏10克　厚朴6克　茯苓9克　青陈皮各10克　片姜黄6克

加减法：

若脉数心烦时，加川楝子6克、元胡粉0.5克（冲）。

若气郁明显者，加绿萼梅6克、桔子叶6克。

若肝郁化火，呕吐酸水，舌红苔黄，心烦口渴，于方中加左金丸（吴萸1克、黄连6克）。

(二) 养血调气，缓痛散聚

素体血虚，肝失所养，络脉拘急，故两胁刺痛而少腹掣痛不舒，时而抽聚成块，舌瘦质红，脉弦细。治当养血调气方法，以缓其痛而散其聚。

柴胡6克　当归10克　白芍12克　木瓜10克　茯苓10克　川楝子10克　青陈皮各10克　炙草3克　生牡蛎20克（先煎）

加减法：

若血少阴亏日久者，当加生地10克、旱莲草10克、女贞子10克、丹参12克、料豆衣6克。

阴血虚而肝阳亢者，可加潜镇之品，如生石决明20克（先煎）、生蛤壳15克。

若肝阴虚而火旺者，可于方中去青陈皮，少佐苦泄肝热之品，如黄芩3克、龙胆草3克。

(三) 温寒拈痛以治其标，养血柔肝从本调理

素体肝郁血虚，筋脉失养。又感寒邪，以致寒凝肝脉，少腹阵阵拘急作痛，脉象沉紧弦细。法当温寒拈痛，养血柔肝，标本兼顾。

柴胡6克　当归10克　炒白芍12克　炙草6克　炒小茴香5克　炒官桂5克　炮姜5克　木香6克

加减法：

若寒又兼湿者，加陈皮10克、半夏10克、茯苓10克。

(四) 理气活血，化瘀消积

肝气郁结日久，病入血络，胁下有块，既胀且痛，按之更甚，每于夜间病势增重，活动后痛势渐为缓解，大便棕黑色，小溲短黄，舌色暗有瘀斑或瘀点，脉沉细弦而略数。治当理气活血，化瘀消积法。

川楝子10克　元胡末3克（冲）　炒五灵脂10克　生蒲

黄10克　生香附10克　丝瓜络10克　苏木3克

因其病日已久，宜用丸、散、膏剂缓缓调之，如鳖甲煎丸、大黄䗪虫丸之类。

（五）益气补正，养血活络

素体虚弱，正气已衰，实邪尚在，腹中有积块（有形的肿物），过劳即重，得休息则病势即缓，一身乏力，舌淡苔润，舌边尖有小瘀点，脉象虚弱。必从扶正入手，用益气补正，养血通络方法治疗，外贴化痞攻瘀膏药。

当归10克　生地10克　白芍10克　川芎6克　党参6克　茯苓10克　白术10克　炙草10克　丝瓜络10克

外用阿魏化痞膏，贴于患处。

（六）益气补血，活络通瘀，消散积聚，丸以缓治

积聚年深日久，实邪仍在，气血早衰，腹中有积块，硬痛不移，形体消瘦，肌肤甲错，面色萎黄黑滞，倦怠乏力，少气懒言，月事衰少，色深有块，经行腹痛，舌紫暗而胖，边有瘀斑，脉沉弱细涩。气虚血少，络脉瘀阻，虚实挟杂为患，纯攻则碍虚，纯补则敛邪，病非一日，不可急于求成，当用攻补兼施方法，以丸剂缓缓求之。

旋覆花15克　当归30克　赤白芍各30克　肉桂15克　元胡9克　炙鳖甲90克　党参30克　茯苓30克　白术30克　枳实15克　黄连15克　莪术15克　三棱15克　独活15克　防风15克　焦楂炭60克　青陈皮各30克

上药共为细末，炼蜜为丸，如梧桐子大小，每日早、午、晚各服6克，或早晚各1次，白开水送下，如遇感冒暂停。

这是一张丸药方，适用于虚实挟杂的慢性病人，表面看来药量比汤剂小，但长期服用，持之以恒，多能得满意疗效，这是本人在60余年临床实践中颇有体会的。在服丸药期间，应嘱患者节制饮食，逐渐增加体力活动，以配合治疗。

笔者认为，对于丸药的处方必须考虑全面，尤其应注意补正与祛邪两个方面。究竟是以补正为主，还是以祛邪为主？当视其病情而定。一般来说，在邪实的时候以祛邪为主；在正虚的时候就必须重在补正。但也要根据具体情况来分析。若正气虽衰，气血瘀滞特别甚，邪不祛则正气不能复，则当先攻其邪，寓补于攻，使邪祛正安；也有时候，邪虽未祛，但正气不支，不扶正则无以祛邪，又须以扶正为先，寓攻于补。总之，要根据脉、舌、色、症全面分析，才能用药得当，疗效满意。

黄疸（七法）

黄疸以一身面目皆黄，溺黄为主症。《金匮要略》里对本病叙述颇详。明代张景岳总结了古代的经验，提出治疗黄疸不出阴、阳两大证，阳证多实，阴证多虚。所以在临证时我们就分阴黄与阳黄即可。尤在泾认为："胃热与脾湿，乃黄病之源也"。阳黄是湿从火化，郁热于里，湿热蕴蒸，胆汁外溢，浸于肌肉，皮肤色如熏黄，目黄尤甚。阴黄乃湿困脾阳，运化无权，气血瘀阻，胆汁流通不畅，溢于皮肤，故色暗而无光泽，发病较慢，病程较长。这两种黄疸本质不同，其治疗也就因之而异，兹分述如下：

阳　　黄

面目周身呈现鲜明的桔子黄色，身热烦渴，心中灼热，或心中懊侬而灼热如焚，多梦口苦，胸闷纳呆，脘腹堵胀，大便秘结，小溲赤黄短少，舌苔黄腻质红且干，脉象濡滑或滑数有力。在治疗时，早期当以宣阳化湿为主，后期必须详审热郁的程度，斟酌选用清泄药物。

（一）宣阳化湿，兼以泄热，退其黄染

外感湿热，表气闭遏，头沉胸闷，周身乏力，口淡无味，甚则恶心欲呕。当宣阳化湿，以疏表邪，并兼泄热，退其黄染，仿麻黄连翘赤小豆汤方义。

麻黄 3 克　桂枝 6 克　防风 6 克　荆芥穗 10 克（炒）　杏仁 10 克　黄芩 12 克　虎杖 30 克　泽兰 12 克

加减法：

若内热较重时，辛温疏散之药当少用，酌用清热之品，方中可减麻、桂、荆、防，加马尾连 10 克、栀子 10 克、银花 12 克。

若湿热挟滞，舌苔黄腻垢厚，可于方中酌用化滞之品，轻则加焦麦芽 10 克、焦山楂 10 克、焦神曲 10 克、鸡内金 10 克。重则可用川军炭、生大黄之类，但量不可重，重则攻伐过度，反而伤脾。总之，治湿热挟滞，必须湿、热、滞互相参酌，不可偏执一端。

（二）风胜湿，苦泄热，佐以淡渗

湿重于热，黄染明显，口淡乏力，舌胖滑润，脉象濡软。用疏风苦泄，少佐淡渗方法，宗茵陈五苓散为治。

茵陈 30 克　泽兰 12 克　桂枝 6 克　防风 6 克　苍术 12 克　泽泻 12 克　茯苓 12 克

加减法：

若表湿较重，必加宣化药，如苏叶、羌独活等；在中焦必当加二陈汤、苍白术之类；在下焦必重用淡渗之药，如滑石、泽泻、冬瓜皮、茯苓皮等。

若热邪较重时，加苦泄之药，但不可过量，防其伤脾而成中满。

（三）苦寒清泄，少佐芳化

在黄疸病人中，如热重于湿时，必以口苦心烦为主，大便干结，小溲赤黄，舌红苔黄，脉多数滑，或滑数有力。治宜苦寒清泄方法，宗茵陈蒿汤方意。

茵陈 24 克　虎杖 30 克　山栀 6 克　防风 6 克　荆穗炭 6 克　黄柏 6 克　大黄 3 克（后下）

热胜之时，易于伤阴，本阶段慎用淡渗利湿之品，因为过用此品湿未必能祛，反易使阴分受伤，热反增重。

阴 黄

面目黄色晦暗如烟熏，精神萎弱，乏力困倦，四肢不温，畏寒少食，大便溏薄不实，或便如黑色，便后气短，小溲不利，舌淡苔白，体胖有齿痕，脉多沉迟或沉细无力，晚期腹部胀满甚则如臌，或有筋现脐突之危象。

(四) 温寒健脾，化湿退黄

体弱下元不足，脾肾虚寒，湿郁发黄，苔白滑，脉沉迟。必须用温运健脾，以化湿退黄。

桂枝 10 克　苍白术各 10 克　半夏 12 克　陈皮 6 克　干姜 3 克　淡附片 3 克（先煎）　淡吴萸 3 克　苏木 9 克

加减法：

若由于脾阳不运，湿阻不化，气机不开，黄染日久不退，必要时加入风药助其升阳，阳升而郁自开，湿渐化而黄可退。

若脉象有力，苔白腻厚，可加草豆蔻 3 克或白蔻仁 3 克，以燥湿开郁。

(五) 温寒化湿，益气补正，以退阴黄

寒邪偏重，手足逆冷，畏寒喜暖，大便溏稀，小便清长，舌白胖而苔滑腻，脉沉迟按之无力，甚则沉细微弱。可用益气补正，温寒化湿法。

附子 10 克（先煎）　干姜 3 克　党参 10 克　白术 15 克　茯苓 15 克　肉桂 3 克　黄芪 12 克　炙草 12 克

加减法：

若体质过弱，或年老体衰，可加人参粉 6 克（另服）、鹿茸粉 1～2 克（另冲）、河车粉 3 克（另冲）。

若肾阳素亏，可加附子至 20～30 克（先煎）、巴戟天 10 克、仙灵脾 10 克、仙茅 10 克。

若阳气不能运化，升力不够时，可加升麻、柴胡、防风之类以升阳疏化，助其脾运。

（六）养血柔肝以缓胁痛，调和气血退其阴黄

体质薄弱，肝血不足，血虚经脉失养，过劳则胁间作痛，绵绵不绝，性情急躁，脉象细弦。当以调养气血为基础，以化湿而退黄。

柴胡 6 克　当归 10 克　白芍 15 克　茯苓 12 克　白术 10 克　香附 10 克　绿萼梅 10 克　阿胶珠 10 克

加减法：

若血虚而有郁热者，加凉血育阴之品如：丹皮 10 克、赤芍 10 克、白头翁 10 克。

若湿阻不化，可于方中加防风 6 克、黄芪 10 克，以益气升阳，疏化湿邪。

（七）咸寒以柔肝，活血以祛瘀，扶脾以除满

肝脾肿大，日渐硬化，面色黑浊，大便干结，脉象弦细。最易导致出血性疾患，宜用本法缓缓图之。

柴胡 6 克　炙鳖甲 12 克（先煎）　苏木 6 克　蛴螬 3 克　当归 6 克　冬瓜皮 30 克　茯苓 15 克　赤白芍各 12 克　生苡米 60 克（先煎）

在肝硬化后期，用药不可过急，每两日一剂，重在护理与调养，令患者心情愉快，树立治疗信心，增强体力锻炼，不可过食高蛋白，防其增加肝脏负担，消化吸收不良，于病情不利。

疝气（七法）

疝，有两种解释，一指少腹牵引睾丸作痛，或睾丸肿痛；一指腹中攻击作痛。张子和说："诸疝皆归肝经"。肝乃厥阴之脉，络阴器，抵少腹，故疝气多与肝有关。中医将疝分成寒疝、癞疝、水疝、狐疝、气疝等，历代医家积累了丰富的治疝经验，临床疗效颇佳。兹将治疝七法分述如下：

（一）温肝散寒，以缓疝痛

寒疝阴囊冷痛，睾丸硬结，得温则减，逢寒则重，甚则坠胀，四肢逆冷，便溏溲长，舌淡腻，脉沉迟。宜用温肝散寒方法。

炒小茴香 6 克　肉桂子 4 克　高良姜 4 克　干姜 4 克　沉香 1.5 克　吴茱萸 5 克　附子 6 克（先煎）

加减法：

若兼肝郁气滞者，先以疏调之剂，或于方中加香附 10 克、木瓜 10 克、晚蚕砂 30 克（炒）。

若中气虚者，方中加党参 10 克、桂枝 10 克、白术 10 克、当归 10 克、艾叶 6 克。

若寒邪较重，服上药有所减轻，但不能尽愈者，可于方中增附子之量至 10～20 克，吴萸加至 10 克，再加川椒目 6 克。

外用熨法：食盐 1000 克炒热，加茴香子 60 克再炒，以香味出为度，加食醋 60 克，熨痛处。

（二）温寒化湿，以消囊肿

㿗疝，睾丸肿大重坠，如斗如升，不痒不痛，周身酸楚，腰重作痛。此属阳气不足，湿邪下注，必须用温寒化湿方法。

柴胡 6 克　升麻 6 克　小茴香 10 克　川楝子 10 克（巴豆油炒）　木香 6 克　荜拨 6 克　附子 6 克（先煎）　茯苓 12 克

加减法：

若湿邪较重时，加苍术 6 克、防风 6 克、赤苓 10 克。

若属络脉不和者，加桑枝 15 克、丝瓜络 10 克、赤芍 10 克、红花 6 克，以通络活血。

（三）清化湿热，以退囊肿

水疝，阴囊水肿疼痛，光亮透明，甚则痒出黄水，少腹按之有水声，脉象沉实且数。用清化湿热方法，以利三焦，而退囊肿。

川楝子 10 克　大腹皮子各 10 克　栀子 10 克　黄柏 6 克

黄芩10克　茯苓30克　车前草12克　橘核10克　防风6克

加减法：

若三焦不利者，可加苏叶6克、杏仁10克，以宣肺气，并畅三焦。

若湿盛而热象不显，气机阻滞，三焦不通者，可酌情加宣阳化湿之品。药如：桂枝6克、白术10克、生姜3克、茯苓10克。

（四）温下元，调气机，以退疝肿

寒湿水疝，舌白苔滑者，脉象沉迟。可用温下元，调气机方法，以退疝肿。

橘核10克　荔枝核12克　炒小茴香10克　川楝子10克　海藻15克　昆布15克　通草3克

加减法：

如脉迟身冷，面色苍白，当加桂枝3克、附子3克（先煎）、川椒3克，以温肾化水。

（五）行气逐水，消肿拈痛

水疝实证，脉沉滑有力。可用行气逐水方法，以退囊肿而拈痛。

川楝子10克　炒小茴香6克　海藻15克　黑白丑末各1克（冲）

加减法：

若药后水肿见轻，可去黑白丑，酌加通阳气而利三焦之品，如苏叶6克、桂枝6克、生姜皮3克、冬瓜皮15克。

（六）补中举陷，以退狐疝

疝病气虚，行动站立则发作，偏坠沉重，卧则缩回少腹。古称“狐疝”，可用补中举陷方法。

黄芪15克　党参15克　升麻6克　柴胡10克　陈皮6克　炒小茴香6克　白术10克　当归10克　橘核10克　荔枝核10克

加减法：

若中气过虚，阳气不足时，加肉桂6克、附子6克，并可加人参粉3～10克（分冲）。

外治法：可用“丁”字托垫，或加外用洗药，敷药。

（七）温肝理气，以缓疝痛

气疝因气滞而引发，以气串为主者，治当温肝理气，以退其疝，可用天台乌药散之类。

旋覆花10克（包）　炒小茴香3克　橘核10克　青皮6克　川楝子10克（同巴豆炒过，去巴豆）　沉香末1克（冲）

加减法：

若因气郁或暴怒而疝气发作，可加苏叶梗各10克、杏仁10克，以宣肺气而畅三焦。

若有郁热时，可用苦寒泄热，疏理气机的药物，配合外用熨敷。

附：奔豚气（二法）

奔豚气是自觉气从少腹上冲胸中及咽部，如猪之奔，来势甚猛，甚则至厥。病虽似重，但纯属自觉症状，并无器质性病变，相当于现代医学之神经官能症。临床常见的有两种类型，治疗法则如下。

（一）苦泄折热，降逆定冲

惊恐之后，肝郁蕴热，气机横逆，甚则气从少腹上冲胸咽，形体瘦弱，面色干黑，心烦急躁，溲赤便干，甚则夜梦惊急，脉多弦细滑数。可用泄肝热降气逆方法，仿奔豚汤意。

生桑皮15克　白芍15克　生草6克　半夏12克　黄芩10克　葛根10克　川楝子10克　代赭石10克

加减法：

若大便干结，舌苔黄厚质红者，可加龙胆草3克、瓜蒌

20克、片姜黄6克。

若血虚体弱者，可加养血药物。也可用甘草20克、大枣20枚、浮小麦30克煎汤送逍遥丸6克。亦可用四物汤、二至丸合方化裁。

（二）温阳散寒，降逆定冲

素体心阳不足，水饮内停，偶遇惊恐，水寒之气上冲，自觉气从少腹上冲心胸，神志不安，神疲乏力，舌胖苔白，脉沉弱。宜用温阳散寒方法，仿桂枝加桂汤。

桂枝10克　白芍15克　炙草10克　生姜3克　大枣20枚　上肉桂粉1.5克（冲服）

加减法：

若中气不足者，可加参、芪、苓、术之类。

若下元不足者，可加附子10克（先煎）、干姜6克。

这种病主要因情志抑郁而起，应当告诉病人，注意心情愉快，锻炼身体，饮食宜于清淡。

臌胀（五法）

臌胀是因腹部臌胀如鼓而命名。《内经》认为："浊气在上，则生䐜胀"。明·张景岳曾指出：血气结聚，不可解散，其毒如蛊，亦名蛊胀（蛊与鼓同）。从其病因来分析，有因气、因血、因食、因虫、因水的区别，故而臌胀又有气鼓、血鼓、食鼓、水鼓等名。这种病的诊断与治疗确有一定困难，应当细致检查处理。

（一）疏调气机，以退臌胀

气臌腹部臌胀，叩之有鼓声，胸胁支胀且痛，胃纳不佳，食后腹胀，得嗳气或矢气则舒，小便少，苔白腻，脉弦滑。用疏调气机方法。

旋覆花10克（包）　苏梗子各6克　杏仁10克　白檀香

3克　紫降香3克　半夏10克　大腹皮10克　木香6克　砂仁3克（研冲）

加减法：

若早期体质尚可时，方中加少许活血之品，以调和气血。

若气郁且热，脉弦实有力者，方中可加行气利膈之品，以泄其标。

若血虚气弱时，当减疏气之味，酌情加用养血益气之品。如确需疏展气机，可少用或暂用散气疏调之药。但不可多用、常用，防有耗散之弊。

（二）调气和血以祛其瘀，疏通络脉而除血臌

臌胀日久，从气分入血分，腹大坚满，腹皮隐隐色紫，胁下有痞块，面色黧黑，舌瘦质紫且干，有瘀斑，脉沉涩。当以活血祛瘀为主，仿膈下逐瘀汤意。

旋覆花10克（包）　片姜黄6克　当归10克　赤芍10克　元胡粉2克（冲）　炒五灵脂10克　红花3克　香附10克

加减法：

若正气不足时，不能单纯用破血化瘀之品，防其消耗正气，必须以养血为主，配合一些活血药物，以缓缓攻消。

若属气滞为主，一定先调气机，俟气调则血自活矣。

本证发病时日久而病情重，邪踞深而正气耗，不可急于求成而率投猛剂，应当重病轻投，久病缓治，可用丸剂、散剂、膏剂长服，适当配用汤剂，不能专赖汤剂以求速功。

（三）温化水湿，以退水臌

水臌者，腹皮薄而色苍，筋现脐突，面色萎黄，小便少，畏寒、便溏，苔白腻，脉象沉濡且弱。故治疗可用温化水湿为主，考虑苓桂术甘汤或实脾饮之类。

附子3克（先煎）　干姜3克　茯苓20克　白术10克　桂枝3克　草果3克　大腹皮6克　木香6克

加减法：

若属寒湿较重，颜面及下肢浮肿者，可加益气温阳之品，附子可加至20克、干姜加至10克，肉桂子3克、炒川椒3克。

若阳虚气弱者，加黄芪30克、党参10克，或人参粉3～5克（冲）。

（四）苦泄导赤，分消退臌

水湿蕴热，腹大如鼓，心烦急躁，口苦梦多，溲赤便干，舌红苔腻尖部起刺，脉弦滑数。必当先用清化湿热方法以退水臌。

苏叶3克　杏仁10克　栀子6克　大黄2克（后下）　竹叶3克　木通3克　冬瓜皮30克

加减法：

在湿热阶段，如属肺气不宣时，仍以宣肺为主，用麻黄3克、防风6克、杏仁10克。

若病在中焦，甚则喘满脉实者，可加葶苈子3克、生桑皮10克、厚朴6克、大腹皮10克。

重点在下焦时，可在宣阳解郁的基础上，用清化湿热方法，方中加用泽泻10克、冲天草10克、滑石10克。

（五）滋养肾阴而折其热，软坚散结以消臌胀

腹水日久，化热伤阴，故口鼻出血，五心烦热，心烦夜梦，形体逐渐削瘦，口干舌绛，脉多弦细略数。用滋养肾阴，软坚散结方法。

生地黄20克　生白芍15克　丹皮10克　炒地榆10克　大腹皮10克　知母6克　沙参10克　香水牛角①粉0.3克（冲）

加减法：

若肺气不宣时，可加宣肺气之品。

若肝经郁热较重，仍宜泄肝折热，加龙胆草3克、黄芩10克、川楝子6克。

注①犀角　现已禁用。凡本书所用之犀角，均可用30倍量的水牛角代替入煎剂。

臌胀的种类很多，治疗也要分成几个阶段。在早期多为气滞湿阻，蕴郁化热，故症状多见胸闷腹胀，五心烦热，舌红苔腻，脉多弦滑，当以疏调肝郁为主。再根据其兼证，配入相应药物。

在中期，多为标实而本虚，故形体日瘦，面色暗浊，小溲短少，夜梦纷纭，舌质红而苔黄，脉细弦数。根据热的重轻，可考虑用丹栀逍遥散、龙胆泄肝汤等方化裁；若患者素体阳虚，脾胃运化欠佳，可用枳术丸、香砂六君子丸之类。

晚期阶段，标实大增而正气日衰。久病肝、脾、肾俱伤，气血大亏，水浊壅塞不通，病人心情急躁，夜间难以入寐，愁思阴伤日甚，热郁而面色黑浊，形瘦枯槁，腹胀如臌，有增无减，食后胀势尤甚，脐突筋现更为明显。虚热化火，热迫血分，牙龈、角口、大便出血较重，心中如焚，舌红苔焦黑，龟裂起刺，牙齿干燥无液，逐渐入于昏迷状态，脉细如丝，按之弦数，预后不良，时刻有呕血、便血而亡的可能。滋液则有碍气机；益气则增火助热；利水恐更伤其阴，可以考虑大补阴丸、犀角地黄汤等方化裁。但药量不可过重，药味不可过多，防其治此失彼，与病无益也。

水肿（八法）

水肿是体内水液潴留引起周身浮肿的疾病。其病机是肺、脾、肾三脏功能失调，三焦水道不利。肺气不宣，不能通调水道；脾失健运，水湿不得运化；肾失温化，水气泛滥；三焦不利，水道不通，均能产生水肿。《金匮要略》根据不同的病因和脉证将水肿分为风水、皮水、正水、石水、黄汗五种。又根据水邪偏胜某脏，即可出现某脏病证的特点，定出五脏水的名称。

水肿的辨证，广义的可分为阳水与阴水两大类。阳水属表属实，包括风邪侵袭，水湿浸渍，湿热蕴结；阴水属里属虚，包括脾肾阳虚或阴阳两虚。治疗阳水多从祛邪入手；治疗阴水则多以扶正为法。

（一）宣肺气以化湿邪，利三焦而消水肿

湿热内蕴，风邪外袭，肺气失宣，三焦不利，身热头晕，眼睑头面浮肿，逐渐波及上肢、胸部及全身，恶风，骨节酸痛，舌白苔腻，脉浮数。可用本法治疗，宜越婢加术汤法。

麻黄 3 克　生石膏 25 克（先煎）　杏仁 10 克　甘草 10 克　生姜 3 克　大枣 5 枚　苍术 6 克

加减法：

若病人对麻黄过敏，或血压较高时，去麻黄，改用苏叶 6 克。

若病人服麻黄有效，脉象血压皆正常，可加麻黄用量。

（二）清热凉血，宣肺化湿，通利三焦，以退水肿

肺气不宣，三焦不利，湿热蕴蓄，身热烦渴，一身浮肿，头晕且胀，甚则神志昏迷，小溲赤少，甚则尿中带血，舌红绛而口干，脉弦滑且极数。必须清热凉血，宣肺化湿为法。

苏叶 3 克　荆芥穗 10 克　防风 6 克　蝉衣 6 克　生石膏 30 克（先煎）　杏仁 10 克　赤芍 10 克　连翘 25 克　鲜茅芦根各 30 克　焦山栀 12 克　菖蒲 9 克

热重者酌情加局方至宝丹半丸分两次服。

加减法：

若肺胃热盛者，加生石膏 30 克（先煎）、黄芩 10 克，以泄肺胃之热。

若舌苔黄厚者，加入消导之品，如保和丸之类。

若尿中带血者，可于原方酌减辛宣药物，加炒地榆 10 克、炒槐米 10 克、白头翁 10 克，以清化下焦湿热，凉血止血。

（三）宣气机通畅三焦，泻腑浊峻下逐水

热与水结，三焦不通，发为水肿。周身沉重，胸脘痞满，小溲黄少，大便干结舌苔老黄垢厚，质红且干，两脉沉弦且实，按之有力。脉症皆实，可用峻剂猛攻以逐水邪而退肿势，仿舟车丸之类。

苏叶6克　羌活6克　防风6克　青陈皮各9克　茯苓皮15克　大腹皮10克　赤小豆15克　商陆6克　黑白丑粉1.5克（冲）　太乙玉枢丹1.5克（研冲）

加减法：

若服药后大便泄势较重者，暂停服药，缓一日再服。若脉症仍实者，可再服1剂。

若患者体质较差，服1～2剂后，当改用平和之剂，根据具体情况，改用利水、祛风、扶脾等法。总之，早期以宣疏为主，晚期当考虑扶正。饮食亦当加倍注意。

(四) 益气补中以温阳化水，扶脾利湿而退其浮肿

水肿日久，脾运大伤，四肢浮肿较重，皮肤光亮，按之窅而不起，小便不畅，舌淡苔白腻，两脉濡缓。必须用益气扶脾利湿法以退水肿。

黄芪12克　桂枝6克　苍白术各6克　防风6克　防己12克　茯苓20克　大腹皮10克

加减法：

若服药有效时，可以加重剂量。

若服药后，心烦梦多，肿势不减，甚则舌红口干，此属热郁于内，必须先清其热，后议温阳。

(五) 温脾阳，化饮邪，以退阴水

水肿日久，正气不足，脾阳不振，运化无权，全身高度水肿，面色萎黄不华，胸脘闷胀，食欲不佳，大便溏薄，小溲不畅，四肢发凉，脉象沉缓力弱。可用温脾阳且化饮方法。

黄芪30克　防己12克　防风6克　苍白术各10克　茯苓20克　桂枝木10克　淡附片6克（先煎）　干姜6克

脾阳不振，水饮不化，多因命门火衰而致，必须用桂、附以温命门，俟命火壮，脾得温，则水自化矣。

加减法：

若元阳不足，命火过衰，可加重桂、附之量。

（六）益脾阴，清虚热，活络退肿

水肿亦有因脾阴伤而致者，往往脾阴不足，虚热内生，胃有湿滞，络脉不和，症见周身浮肿，心烦口干，小溲短赤，舌质红瘦，脉象细数。必当益其脾阴，清其虚热，通络化湿，以退其肿。

沙参 10 克　生山药 20 克　生扁豆 20 克　生苡米 20 克　冬瓜皮 30 克　生白术 10 克　丝瓜络 10 克　大腹皮 10 克

加减法：

若湿邪较重时，也可加些风药，以散风祛湿，使湿邪化则肿易退。

若胃中积滞不化，舌苔糙垢者，可加焦三仙各 10 克。

（七）温肾以通阳，气化肿自消

肾阳不足，全身弥漫作肿，腰以下为重，按之窅而不起，精神困倦，四肢不温，舌体胖嫩苔滑润。用温肾通阳，化气退肿方法。

淡附片 10 克（先煎）　淡吴萸 6 克　淡干姜 6 克　炒川椒目 3 克　云茯苓 30 克　冬瓜皮 30 克　肉桂子 3 克

加减法：

若属肾阳不足，下肢清冷，可酌将药量加重。如兼中气不足时，加益气补中之品，如参、芪、术、草之类。

若虚阳上浮，头目眩晕者，可加生龙骨、生牡蛎各 30 克以潜阳定眩。

（八）益火填精调补阴阳，化气行水以退其肿

久病脾虚及肾，阴阳两亏，浮肿经久不愈，下肢尤甚，面色萎黄，一身乏力，腰脊酸痛，有时心烦急躁，舌胖腻而尖部发红，脉沉弱按之弦细。必须既温阳又填精，阴阳两顾。

附子10克（先煎）　白术12克　芍药12克　茯苓30克　当归12克　熟地18克　芡实25克　山药25克　山萸肉10克　泽泻6克

加减法：

本方既治脾肾之阳虚，又顾脾肾之阴亏，临床可根据脉、舌、色、症，分清阴阳两者亏损程度之重轻，酌情加减。

若阴阳两虚之外，又有热郁于内时，可先用丹栀逍遥散以调肝解郁清热，俟其郁解热除再行调补。

五淋（九法）

小便淋沥涩痛叫作淋证。中医方书中多分为五淋：气淋、石淋、血淋、膏淋、劳淋。分别讨论其治疗法则如下：

（一）清利湿热，化石通淋

石淋多因阴虚热盛，湿阻不化，结于下焦而致，症见少腹隐痛，小便艰难或浑浊，尿中挟有砂石，痛不可忍，砂石排出后疼痛即减。一般采用清利湿热，化石通淋方法。

石韦30克　冬葵子10克　杏仁10克　瞿麦10克　防风6克　琥珀1克（研细末，装胶囊送下）

另用金钱草30克煎汤代茶，随时饮之。

加减法：

湿热互阻下焦，除药物治病外，更主要的是在生活上加以节制，以解除产生湿热的原因，当须注意两个方面：一是控制饮食，一定忌辛辣、酒；二是锻炼身体，以使气血通畅，代谢旺盛，砂石自行排出。

（二）疏理气机，以通水道

气淋因气滞而生者，多见：少腹满痛，小便艰涩难下，且溺有余沥，六脉弦实。用疏理气机方法，以畅其水道。

沉香1克（研冲）　石苇30克　滑石10克　瞿麦8克

冬葵子 30 克　当归 10 克　通草 12 克

加减法：

若肺气不宣，胸闷脘胀者，加苏叶 3 克、杏仁 10 克、荷梗 15 克、郁金 6 克。

若气分郁滞较重时，可加白檀香 3 克、紫降香 5 克。

若有血分瘀滞，可酌加活血通络之品，如蟋蟀两对研细冲入。

（三）培补中气，以畅水道

气淋属虚者，多小溲淋沥，少腹隐隐坠胀，甚则脱肛气坠，一身乏力，大便溏薄，食纳不甘，苔白润滑，脉多沉濡力弱。用益气补中方法以畅水道。此类淋病，往往有遇劳即发者，称为劳淋，其治仍同此法。

黄芪 15 克　党参 9 克　白术 10 克　陈皮 6 克　当归 9 克　升麻 6 克　防风 3 克

加减法：

若肺气不足，中阳又虚，可加重方中参、芪之剂量，以补益脾肺之气。

若兼有气郁者，方中可加苏梗 6 克、杏仁 10 克、郁金 6 克、香附 10 克。

若因升降失和，方中加旋覆花 6 克（包）、代赭石 15 克。

若劳淋气虚阳衰，肾气不固者，可于方中加鹿茸粉 1 克（冲）、海马粉 3 克（冲），甚则可加附子 3 克、肉桂 3 克。

（四）清湿热，凉血分，以止溲红

血淋是由湿热蕴于血分，下迫州都之官而致，症见溺中带血，血色红紫，尿道热痛，舌红苔腻且黄，脉数有力。法当清湿热，凉血分，仿导赤散意。

细生地 15 克　杏仁 10 克　木通 3 克　竹叶 6 克　生甘草 10 克　炒槐花 10 克　白头翁 12 克

加减法：

若因外感，荣卫不和，兼头痛恶风，周身酸痛者，可加苏叶 6 克、荆穗炭 10 克，以和血调气疏表。

若血热郁结较重，大便色黑或干结时，可加大黄 3 克，或大黄粉 0.5～1 克（冲服）。

（五）育阴清热，和血止红

血淋日久，阴分热炽，心烦急躁，夜寐梦多，日晡低热，五心灼热，舌红口干，脉细弦略数。用育阴清热，和血止红方法，仿小蓟饮子化裁。

小蓟 15 克　鲜藕 30 克　生蒲黄 12 克　侧柏炭 10 克　阿胶珠 10 克　茜草根 10 克　白芍 15 克　炒槐米 12 克

加减法：

若血热阴伤重者，可用鲜藕 100 克打汁、鲜汉三七 100 克洗净打汁或三七粉 3 克拌匀、鲜白茅根 100 克打汁、鲜生地 100 克打汁，徐徐饮之。

若溲时痛势较重，可加血琥珀末 3 克、云南白药 1 克共装胶囊服下。

（六）益气养血，保元止红

血淋已久，气血两虚，脾失统摄，面色萎黄，心悸气短，唇白舌胖质淡，脉象虚弱无力。可用养血益气保元方法。

肉桂心 0.5 克（研冲）　炙甘草 15 克　人参粉 3 克（研冲）　黄芪 20 克　白术 10 克　当归 10 克　龙眼肉 30 克　净丝棉 3 克（焙灰冲）

此属脾虚气不摄血之证，用药多为甘温之品，因此必须详诊细辨，防其内有热郁而错投温补。

（七）分利湿热，化浊通淋

膏淋乃湿热久蕴，膀胱不畅，小溲混浊，腻如膏脂，溺时茎中涩痛，大便略干，舌红苔白腻，脉象滑数，两尺尤甚。可用分利湿热，化浊通淋方法，仿萆薢分清饮意。

荠菜 30 克　萆薢 12 克　石菖蒲 10 克　生草梢 10 克　乌

药6克　茯苓皮15克　瞿麦6克　海金砂10克　通草12克

加减法：

若尿液如膏如乳，可将荠菜加量，或单用荠菜汁100克代茶饮之。

若湿郁不解，可加风药而胜之，如防风6克、独活6克。

若三焦不利，肺失宣化，可加苏叶3克、杏仁10克，以开肺气而利三焦。

若属湿滞不化，舌苔黄腻者，加焦麦芽10克、焦神曲10克、焦山楂10克、焦槟榔6克。

若大便干，舌苔老黄者，酌情加大黄1～2克（后下）。

（八）益肾气，化湿邪，以通水道

肾气不足，湿邪不化，水道不通，小便淋沥艰涩，舌淡苔滑，脉濡而弱。可用益肾气，化湿邪方法，以通其水道。

菟丝子10克　芡实12克　山药30克　莲子肉10克　枸杞子10克　茯苓皮20克　生龙骨20克（先煎）

加减法：

若肾气不足，二便失司，小溲不畅，经常腰痛乏力，四肢不温者，可酌加桂、附以温肾通阳。

若湿热不净，仍须参用清化湿热之品。

（九）滋肾水，温命火，以充下元

劳淋日久，损及先天，下元不足，阴阳两亏，稍有劳累淋病即发者，当以滋肾水，温命火为法。

熟地10克　山萸肉10克　山药30克　菟丝子10克　巴戟天10克　仙茅10克　仙灵脾10克　杜仲10克　补骨脂10克

若服药有效时，可令病人服金匮肾气丸之类丸药缓缓调补。根据体质恢复程度可适当增加体力活动，否则气化不行，三焦不利，疗效难以巩固。

癃闭、五淋之类的疾病，主要是三焦气化失常，与肺、脾、肾三脏有密切关系。若久治而疗效不甚显著者，当进一步在泌尿科检查，如有结核、肿瘤或早期癌变，宜中西医结合，内外科合作治疗，才能取得较好的效果。

遗溺（三法）

遗溺，是指小便不受意识控制，自行排出体外而言。其有频数不禁者，多见于老年，肾气不足使然；有睡中自遗者，以幼儿为常见；若发于青壮年，则病多复杂，当仔细推敲。

一般对遗溺多责之为虚，称之为肾气不足，固涩无权。当然，遗溺属虚者不少，但是属热属实，或湿热下注，影响厥阴，或迫及下元而致遗溺者，亦常有之。在发热病中，也常伴有遗溺，一定分辨清楚，辨证施治，不可一概以虚论之。

（一）清泄胆火，芳化湿邪，以止遗溺

湿热下迫，厥阴受扰，宗筋失和，遗溺时作，大便溏，周身酸楚，心烦口干，苔白腻，脉象濡滑略数。用苦泄芳化方法。

泽兰叶 15 克（后下） 苏藿梗各 10 克 柴胡 6 克 黄芩 10 克 防风 6 克 苍术 6 克 黄柏 6 克 杏仁 10 克

加减法：

若湿热较重，下肢浮肿，小溲时遗而不畅，周身酸沉，舌苔黄腻，可于方中加防己 6 克、茯苓皮 15 克。

若热重，大便干结，脉象弦实者，可加川楝子 10 克、龙胆草 1～2 克。

若经络不和，周身作痛，可于方中加秦艽 10 克、羌独活各 6 克、丝瓜络 10 克、桑枝 15 克。

（二）清泄肝火，定眩止遗，治在厥阴

肝热化火，晕眩耳鸣，心烦口苦，大便干结，溲赤而臭，时而遗溺，舌绛干裂，六脉弦实有力。当用清泄肝火方法。

龙胆草4克　炒山栀6克　黄芩10克　柴胡6克　防风6克　杏仁10克　黄柏6克　知母6克　川楝子10克　灯芯草0.5克

加减法：

若舌绛口干，阴分不足者，可于方中加凉营养阴之品，如生地30克、丹皮10克、赤芍10克、白头翁10克、炒地榆10克。

（三）益中气，温下元，止其遗溺

老年体弱，脾肾气虚，不能固摄，经常腰痛，四肢逆冷，小便点滴而下，不能自禁，脉沉弱迟缓。可用本法，仿桑螵蛸散。

生黄芪12克　桑螵蛸10克　海螵蛸10克　补骨脂10克　覆盆子10克　麻黄2克　生牡蛎30克（先煎）

加减法：

若属命门火衰，肾阳不足者，加附子6克（先煎）、肉桂子6克、炒川椒3克、胡芦巴6克、对蚕蛾6克。

若督脉不足，腰脊冷痛，小便失禁者，加鹿茸粉1～2克（冲）、胎盘粉3克（冲）、人参粉2克（冲）。

浊病（一法）

浊病，是指尿道流出白色混浊黏液，没有痛苦感的疾病。符合现代医学的前列腺炎症。一般分为两种：混有血液者为赤浊；不混血液者为白浊。导致浊病的原因，主要是湿热下注，其与肾阴不足，膀胱气化功能不畅，及过嗜肥甘，食滞不化等，均有一定关系。此外，体力活动过少，气血壅滞不行，亦是湿热郁滞不化的原因之一。

（一）清化湿热，宣畅气机，通利三焦，以止其浊

清化湿热，宣畅气机，通利三焦，以止其浊，是治浊病的主要方法，但又必须结合病情及体质，灵活化裁。对于老年体弱气虚之人，常需清化湿热与补益中气相结合。年轻阴虚且热者，又当清化湿热与育阴并用。同时，一定要适当控制饮食，禁食辛辣油腥及糖类食品，坚持适量体力活动，才能收到满意效果。

柴胡 6 克　荆穗炭 10 克　防风 6 克　黄柏 6 克　苍术 3 克　焦三仙各 10 克　茯苓 30 克　鸡内金 10 克

加减法：

若属老年气分不足者，可于方中酌加益气补中药物，如黄芪 10 克、太子参 6 克，但须注意量不宜多，防其助火增热。

若湿热下注，又兼阴虚心烦者，方中去苍术及茯苓，加白芍 10 克、玉竹 10 克。

若尿浊而混有血液者，方中加凉血之品，如小蓟 10 克、白茅根 30 克、赤芍 10 克。

癃闭（四法）

小便点滴而下为癃，小便涓滴皆无为闭，小便淋沥涩痛为淋，三者表现不同，应当鉴别清楚。癃与闭，只是程度轻重的不同，其致病原因很多，但究其病机应当考虑三焦气化不利。《内经》指出：“膀胱者，州都之官，津液藏焉，气化则能出矣”。若膀胱气化失职，则成癃闭之证。若其他有形的东西阻塞尿道，如结石、肿物等，须检查清楚，辨证施治，才能达到目的。

（一）宣畅肺气，导热下行，以解癃闭

肺经有热，上焦之气不行，上见咽干烦躁，口渴欲饮，呼吸短促，下见小便癃闭不下，脉弦滑苔黄腻。用宣肺以开天气，导热以利水道方法。

苏叶 6 克　杏仁 9 克　淡豆豉 12 克　炒山栀 6 克

加减法：

若过服寒凉利尿之药，苔见白滑，胸部满闷，两脉弦涩，神气呆滞，自觉乏力，当停寒凉通利之药，改用本方以调和升降，宣畅气机。

若过用寒凉利尿，耗伤阳气，症见汗出乏力，阵阵心悸，舌胖淡而脉虚濡，甚或沉取细弦而小者，宜加宣肺温中之品，药如麻黄 3 克、杏仁 10 克、茯苓 10 克、党参 10 克、生黄芪 15 克；若利尿伤阴，而见舌绛口干者，可改用西洋参 3 克（另煎兑）、天麦冬各 10 克、五味子 10 克，切不可再用利尿之品。

（二）补中气扶脾阳，求其化气利尿

脾阳运化失灵，三焦不得通畅，胸中满闷，肢体酸沉，一身乏力，小便不爽，脉象濡缓。以温运脾阳方法，俟天气开而地气通。

黄芪 12 克　党参 9 克　升麻 3 克　柴胡 6 克　白术 10 克　茯苓 12 克　陈皮 6 克

加减法：

中气不足，脾阳不振，三焦不畅，必须补中气以促气化，俟气化行而三焦畅，小便自利。

若兼肝郁气滞时，当佐以调肝解郁之品，俟其郁解气行则三焦自利。

（三）温命门，补下元，小便自通

肾司二便，主前后二阴，由于肾阳不足，命火衰微，二便失司，而见面皖身肿，下肢清冷，神气怯弱，小便点滴难下，舌嫩苔白，脉象沉细。可用温补肾阳方法。

附子 10 克（先煎）　肉桂 3 克　熟地 12 克　山药 30 克　山茱萸 10 克　芡实 10 克　茯苓 10 克　五味子 10 克

加减法：

若兼中气不足，当加黄芪 10 克、党参 10 克、白术 10 克、炙草10克。

若兼肺气郁闭，三焦不得宣畅，可加杏仁10克、苏叶梗各6克、防风6克，以畅肺气而利三焦。

（四）甘寒育阴，苦泄折热，化气利尿

肾阴不足，虚火内炽，五心烦热，小便点滴难下，脉细数，舌干绛。可用甘寒育阴，苦泄折热，化气利尿方法，仿滋肾通关丸意。

知母6克　黄柏6克　生地12克　茯苓10克　肉桂3克

加减法：

若肾阴不足，而邪热不重者，可减苦寒之味，加阿胶10克（烊化）、玉竹10克、沙参10克、海参3克（先煎）。

若有肝经郁热时，参用调肝折热方法，可于方中合入丹栀逍遥散化裁。

消渴（七法）

消渴病以多饮、多食、多尿为主要症状，根据其三多的偏重，而成三消。《素问·通评虚实论》说：“凡治消瘅……甘肥贵人，则高梁之疾也”。《素问·奇病论》也说：“肥者令人内热，甘者令人中满，故其气上溢，转为消渴”。从以上经文可知，消渴的原因，一般以多食肥甘、饮酒过度而成。肥者令人内热，甘者令人中满，内热消灼津液，故口干欲饮，愈消愈渴，则成上消；膏粱美餐过甚，胃热过盛，则消谷善饥，遂成中消；情志因素也是本病主要原因之一，《儒门事亲》中说：“消渴一证……不戒嗜欲，不节喜怒，疾已而复作”。由于不戒嗜欲，以致下元亏损，虚火上灼，热灼阴伤，则成下消。肾为五脏之根，胃为六腑之海，阳明燥热，阴必受灼，肾阴不足，相火有余，阴越亏而火越炽，可三消同见矣。治疗方法，不外增肾之液，泄胃之火。另外动员患者锻炼，增加体力，逐渐走向痊愈。

（一）益其气以补中宫，泄胃火以折亢热

在上消阶段，以口渴引饮为主，咽喉灼热，阵阵汗出，心烦梦多，舌胖中干，甚则边尖发红，脉多洪数。一派肺胃热甚，气津两伤之象，可用本法治之。

人参粉 10 克（分冲） 生石膏 30 克（先煎） 知母 10 克 生甘草 10 克 天花粉 10 克

加减法：

若舌红口干，阴伤较甚者，加元参 30 克、石斛 15 克、沙参 30 克、白芍 15 克。

若胸中满闷，或因气郁，或因湿阻，可减少生石膏之量，酌情加苦梗 10 克、枳壳 10 克。

若属肺气不宣，胸闷较甚者，加炙杷叶 15 克、瓜蒌皮 15 克。

（二）酸甘寒以育阴，苦甘寒以泄热

阳明之热，消耗日久，气阴两伤，症状加重，舌红绛而中裂，脉细小且滑数。不可过用辛寒之石膏，故改为甘、酸、苦、寒合用。

南北沙参各 20 克 玉竹 10 克 知母 10 克 花粉 12 克 麦门冬各 12 克 乌梅 10 克 元参 15 克

加减法：

若患者有肝热或胆火，方中加竹茹 10 克、川楝子 10 克、柴胡 6 克、黄芩 10 克，以疏泄肝经之热。必须先清实热实火，后再议补正。

若阴伤较重，口干多饮，饮不解渴，加五味子 10 克、金樱子 10 克，若阴伤气也不足时，可考虑增加些山萸肉之类酸甘温药物。

（三）益其气兼润心肺，补下元以解消渴

上消较久，气分不足，心肺阴伤，口干渴饮，舌白苔润，脉象虚濡无力。可用心肺肾三脏齐补法，仿三才汤。

人参粉 1 克（冲） 天门冬 15 克 生地黄 25 克 玉竹 12 克 花粉 12 克

加减法：

在气分热邪未净时，仍当酌情加生石膏、知母等清热之品，但量不宜重。

（四）苦泄折热，荡涤宿积

中消以口渴、饥饿为主要症状，善饥欲食，移食复饥，且形体消瘦，性情急躁，面色黑浊，口干渴饮，便干溲黄，脉象滑实。一派实火热郁之象，宜用苦寒荡涤方法，祛其有形之热。

大黄 8 克 枳实 8 克 芒硝 4 克 知母 10 克 花粉 12 克 甘草 3 克

加减法：

若口干渴饮较重者，方中仍加生石膏。热在气分者不可畏之而不用，然亦不可用之过量。

由于病人形瘦色黑，恐其营养欠佳，不可畏泄热之法。因本证即所谓“大实若羸状”，全是热灼而致，热邪不除，灼热不解，则病无愈期。

若又兼气虚时，可减芒硝、大黄之量，加焦三仙 30 克、槟榔 10 克、胡黄连 6 克、鸡内金 10 克亦可。

在儿科，可用焦三仙、胡黄连、蝌蚾虫等。

（五）滋养肝肾，益肺扶脾

下消以饮一溲二为主症，烦渴引饮，面苍形瘦，耳轮焦黑，小溲不能摄固，沉淀后上浮白沫如麸片。病由色欲过度，肝肾不足而起，以滋养肝肾，填补下元为主，但也必须兼顾肺、脾。

黄芪 30 克 人参粉 3 克（冲） 苍白术各 20 克 茯苓 20 克 熟地黄 30 克 金樱子 10 克 五味子 10 克 山药 30 克 山萸肉 10 克 白芍 20 克

加减法：

若属根蒂不固，下元空虚，可于方中加青毛鹿茸1克（研冲），并酌加人参之量。

若病程较久者，可于方中加仙茅6克、仙灵脾6克、海马粉1克（冲）。

（六）补益化阴，化瘀通络

病日已久，肺、脾、肾皆虚，素体气弱，失于劳动锻炼，中阳运化无能，气血涩滞，血络瘀阻，除用补法，必须兼以化瘀通络。

黄芪60克　苍白术各20克　生熟地各20克　茯苓20克　五味子10克　苏木10克　茜草10克　丝瓜络10克

加减法：

若以阳气不足为主，加人参粉1克（冲）、鹿茸粉1克（冲）；若脾运不佳者，加白术30克、扁豆20克。

若有其他标症，仍需先治其标，后治其本。

（七）扶中补肾以摄尿崩

尿崩症的原因，主要是脾肾不足，气失摄固。早期可考虑肝热，晚期就必须着重补益脾肾。

柴胡6克　黄芩10克　黄芪20克　人参粉3克（冲）　杜仲15克　巴戟天15克　炙甘草40克（煎汤代水）　桑螵蛸15克

加减法：

新发生的尿崩症，一般以肝木疏泄过度引起，必须以抑制肝木为先，后再填补下元。可用逍遥散。

若年久中气不足，下元又虚，不可久服汤剂，应以丸药缓调之。

遗精（四法）

遗精的发生，不完全属于病理现象，凡成年男性，身体健康，未婚而偶有遗精，每月不超过2～3次，属于正常现象。或已婚青年男子，久不与爱人同居，偶有遗精，亦属正常，不能按病论治。

遗精病，一般分为两大类：梦与女交而遗的为梦遗；无梦而精液自流，或见色流精者，名为滑精。

（一）清泄肝胆，止其遗精

肝胆郁热，相火妄动，内扰精宫，频频梦遗，头晕口干，心烦难寐，大便干结，小便黄少，阴囊潮湿，舌红脉弦数。治以清泄肝胆方法。

龙胆草9克　柴胡6克　黄芩12克　黄连6克　栀子6克　防风6克　郁金6克　大黄6克　木通3克

加减法：

若脉细弦，舌绛口干，阴分不足者，可加生地12克、白芍12克、玉竹10克、以育阴清热。

若体质不充，脉象不数，大便不干时，可去龙胆草、大黄，加竹茹10克。

（二）清化湿热，泄其相火，止其遗泄

患者素嗜茶酒厚味，湿热蕴郁下焦，逼迫相火妄动，遗泄时常发作，舌苔黄腻者。宜清化湿热方法以泄其相火。

防风6克　大黄3克　荆芥炭10克　苏梗3克　栀子5克　黄柏6克　冬瓜皮30克　黄芩9克　六一散12克（冲）

此类遗精要特别注意饮食禁忌，凡属助热之品如：鱼、肉、油腻等食物皆宜少用，以防增热。又因其湿重，而甜腻易于助湿，故甜味食物亦须少吃。如能适当增加体育活动，使气血通达，三焦通畅，则更有助于解除湿热之邪。

（三）滋补下元，壮水泄火

肾阴久亏，相火妄动，虚热扰于精室，封藏失职，精关不固，梦遗滑泄，腰膝酸痛，头晕耳鸣，形体消瘦，面色不华，舌红苔少而干，脉细弦而小数。治当滋肾水以补下元，泄相火而止遗精。

生熟地各10克　龟甲20克（先煎）　白芍12克　黄柏6克　知母6克　芡实米10克　生牡蛎20克（先煎）

加减法：

若肾阴不足，肾气亦亏者，可于方中加杜仲10克、补骨脂10克、川续断10克、肉苁蓉10克。

若阴损及阳，阴阳两虚者，于本方中加双蚕蛾6克、肉桂子3克、山萸肉6克、龙眼肉10克，或服肾气丸亦可。

（四）镇心安神，定志止遗

劳心过度，思欲未遂，虚火妄动，心肾不交，头晕心悸，寐欠安宁，大便干结，口舌生疮，脉象细弦小滑。可用本法。

猪茯苓神各12克　沙参10克　远志10克　菖蒲10克　麦冬10克　元参15克　生龙齿20克（先煎）

加减法：

若兼胆热，心烦梦多，惊悸不宁时，可加竹茹6克、陈皮10克、半夏6克。

若有肝郁化火时，原方加解郁清热之品，如柴胡6克、黄芩10克、郁金6克、香附6克。

本病除辨证施治外，还须增加体质锻炼，控制刺激性食物，减少情欲刺激，保持神志安逸，精神愉快，才能达到痊愈。至于涩精止遗的药物，如分心木、石榴皮等，在纯虚滑脱之时，偶一用之，亦无不可，若常用多用，每易涩滞留邪，使邪火永无出路，反生它患，故用之当慎。

腰痛（六法）

腰为肾之府，足太阳膀胱经过腰脊，肾与膀胱相表里，故肾虚可致腰痛。外感之后，太阳经脉受病，也可腰痛。可见，腰痛有外感与内伤之别。另外，又有闪挫，瘀血及湿阻络脉等原因。所以不可一见腰痛就片面地言肾虚，必须辨证施治，才能得到比较满意的疗效。

（一）驱风化湿，活络缓痛

风邪外袭，太阳之脉受病，以致经气不通，发为腰痛。腰痛并多抽掣，牵引腿足，上连背脊，或有寒热头痛，舌苔白腻，脉象浮滑。当以驱风化湿，活络缓痛，仿独活寄生汤意。

独活 5 克　细辛 1.5 克　荆芥穗 10 克　防风 6 克　秦艽 6 克　桑枝 30 克　丝瓜络 10 克

加减法：

若恶寒较重，咳嗽气促，表闭无汗，舌苔白滑，可加麻黄 3 克、桂枝 6 克。

若口干舌红，心烦咽痛者，此有内热，当去细辛、独活、荆芥穗之辛温药，加薄荷 1.5 克（后下）、忍冬藤 15 克、连翘 10 克、鲜芦根 20 克。

（二）温化寒湿，以缓腰痛

寒湿侵犯太阳之络，周身酸楚沉重乏力，转侧不便，每遇阴雨则腰痛即重，舌苔薄白，脉象沉濡。这符合《金匮要略》里："肾着之病，其人身体重，腰中冷，如坐水中，形如水状，反不渴，小便自利，饮食如故……"。宜用温化寒湿方法。

苏叶 10 克　桂枝 10 克　干姜 6 克　茯苓 12 克　苍白术各 10 克　羌独活各 5 克。

加减法：

若患者体痛，恶寒，无汗，可去苏叶加麻黄 3 克，以宣郁解表祛寒。

若湿邪已渐化热，舌质变红，脉象略有数意，可于方中加黄芩 6 克、生石膏 6 克（先煎），减桂枝、干姜、羌独活之量。

（三）清热化湿，疏风缓痛

湿热蕴郁，阻于络脉，气机不调，发为腰痛，大便溏薄，肛门灼热，小溲黄赤，心烦梦多，口苦纳差，舌红苔黄腻。用清热化湿，疏风缓痛方法。

荆芥穗 10 克　防风 6 克　大豆卷 10 克　黄柏 6 克　丝瓜络 10 克　石楠藤 15 克　苍术 6 克　泽泻 10 克　路路通 10 克

加减法：

湿热阻络，先分析湿与热的多少，在气分还是入血分。早期以宣散为主，晚期以活血为务。若入血分，舌红绛，口不渴，面色苍白，痛有定处，当以活血通络方法，加片姜黄 6 克、桃仁 10 克、鸡血藤 15 克、制乳没各 2 克。

（四）温补肾阳，以缓腰痛

肾阳不足，腰部及下肢逆冷，腰膝酸痛无力，遇劳即重，小溲清长，大便有时干结，舌胖苔白，脉微无力。可用温补肾阳的方法，仿青娥丸意。

破故纸 12 克　杜仲 12 克　桑寄生 20 克　胡桃肉 15 克　芡实米 10 克　白术 12 克　肉桂心 3 克　熟地 12 克　附子 10 克（先煎）

服药有效，可用丸剂缓调。

（五）填补下元，滋阴降火

肾阴不足，腰痛绵绵，虚火上炎，心烦失眠，手心灼热，夜梦遗精，溲黄便结，舌红口干，脉小细数，沉取弦滑。必须用填补下元，滋阴降火方法。

生熟地各 10 克　知母 6 克　芡实 12 克　补骨脂 10 克　金樱子 10 克　龟甲 12 克（先煎）　续断 12 克　杜仲 12 克

加减法：

若血虚便干，可加旱莲草 10 克、女贞子 10 克、料豆衣 10 克。

若心烦梦多，可先泄其虚热，加竹茹 6 克、马尾连 10 克，服 2～3 剂后，再加白芍 20～30 克、沙苑蒺藜 15 克以补其阴。

本病如服药有效，可改用丸剂，每早晚服，效果比较平稳，同时必须增加体力锻炼，配合治疗，否则单凭药力，效不明显。

（六）活血理气，通络缓痛

行动不慎，腰际闪挫，或因外伤，瘀血阻络，腰痛如刺，日轻夜重，动则痛甚，不能俯仰转侧，甚则呼吸亦牵引疼痛，大便色黑或秘结。当用活血理气方法。

当归尾 6 克　桃仁 10 克　生地黄 15 克　川芎 12 克　土鳖虫 3 克　赤芍 10 克　旋覆花 10 克（包）　醋炒大黄 1 克

外用七厘散酒调敷于患处。

加减法：

若病久体弱，在活血的基础上加益气补中之品，但不可多用。

为方便起见，一般可用丸药，如跌打丸、第一灵丹等。

虚劳（八法）

虚劳，是阴阳气血极度亏损的证候。古代文献中有五劳、七伤、六极等说法。究其成因，不外禀赋不足与劳伤过度两类。前者为先天禀赋不充，后者实属积劳成疾，多见于各种长期慢性疾病中。兹分气、血、阴、阳，论其治法于后。

（一）益其气以补其中，固中阳兼以止汗

久病气虚，面色萎黄，倦怠乏力，气短息促，动则作喘，汗出不止，下肢浮肿，舌胖苔白腻液多，脉象虚濡，甚则沉弱无力。用益气温阳方法以止其汗。

党参 10 克　黄芪 12 克　苍白术各 10 克　炙草 3 克　茯苓 12 克　半夏 10 克　陈皮 6 克　木香 6 克　防风 3 克

加减法：

若属中气大虚者，加黄芪至 30～60 克，人参粉 3 克

（冲）。

若下肢浮肿，心悸不宁时，可加北五加皮10克、防己10克。

若有郁热时，观其热之部位，先泄其热，后议补中。

（二）养血育阴以求其本，填补下元治在肝肾

面色不华，形体消瘦，头眩心悸，怔忡梦多，肌肤干涩，月经色淡量少，有时闭经，小溲色黄，大便干结，舌色淡白有时尖部略红，脉沉细略数。须用养血育阴方法以滋养其本。

生地黄12克　白芍15克　当归10克　川芎3克　旱莲草12克　女贞子12克　黑大豆12克　黑芝麻12克　首乌藤12克

加减法：

若心烦夜寐不安者，是虚热内扰之象，可加阿胶10克（烊化）、鸡子黄两枚（冲）、北秫米30克（先煎）。

若血虚而兼气弱，气血两亏者，方中加太子参10克、黄芪10克、白术10克、茯苓10克。

若舌苔厚腻，食滞内停时，当加焦三仙各10克、鸡内金10克、香稻芽10克。

（三）益其气兼以扶阳，补命门治在先天

气虚日久，阳气大伤，四肢逆冷，大便溏而腹中时痛，头晕懒言，倦怠乏力，阳事不举，胃纳衰少，舌淡苔润，脉沉迟而弱。可用温肾助阳，益火之源方法。

川桂枝10克　淡附片10克（先煎）　党参10克　白术10克　熟地黄15克　云茯苓12克　炙草10克　大枣7枚　肉桂子2克　山萸肉10克

加减法：

若阳虚极甚者，可重用附子30克（先煎），黄芪30～60克。

若服药有呕吐现象者，应考虑是否有虚热内扰，当细审脉、舌，以酌情修改治疗方案。

(四) 滋补肾阴平其亢热，壮水之主以制阳光

阴虚则阳亢，亢则化火，两颧潮红，烦躁易怒，心悸失眠，潮热盗汗，咳嗽咽干，音声嘶哑，大便干结，遗精失血，舌质红而中剥破碎，脉象细弦小数。用壮水制火方法。

银柴胡 10 克（鳖血拌炒） 香青蒿 10 克 地骨皮 12 克 杭白芍 12 克 生地黄 12 克 龟甲 15 克（先煎） 知母 10 克 沙参 15 克 天麦冬各 10 克 山药 30 克 五味子 6 克

加减法：

若中脘满闷，食欲不振者，可于滋补药物中佐入砂仁 3 克，以鼓舞胃气，助药物之运化。

若亢热过重时，也不可纯赖甘寒滋液，当配苦寒之品直折其热。

若阴损及阳，阴阳两亏者，可酌情加些甘温益气药物，但不可多用，防其增热。

(五) 甘寒滋液以退潮热，扶羸育阴填补下元

阴亏日久，身体低热或手足烦热，薄暮潮热，迁延不解，舌瘦质红，脉象细数。用滋阴清透法以退潮热。

银柴胡 10 克 白芍 12 克 青蒿 6 克 地骨皮 12 克 百合 12 克 女贞子 12 克 麦门冬 12 克 龟甲 10 克（先煎） 沙参 12 克

加减法：

若阴血虚而肝经郁热者，当于方中配入丹栀逍遥散，以养血调肝。

若兼湿郁时，可先治湿郁，俟湿郁解后，再用本法。

(六) 苦寒泄火坚阴止汗，甘以调中治在后天

形体消瘦，面色黧黑，心烦梦多，寐中盗汗，脉数舌红。可用苦泄坚阴止汗法，当归六黄汤化裁。

黄芩 10 克 黄柏 10 克 地黄 15 克 黄芪 20 克 黄连 3

克　浮小麦30克　麻黄根1克

加减法：

若兼胃肠滞热者，即以清热化滞为法，俟滞热清则汗自止，方中加焦三仙各10克、焦槟榔10克。

（七）填补下元，以定虚眩

脑为髓海，肾家主之。肾虚则髓空，头目眩晕，两耳不聪，脉象沉细且弱，两尺无力者。用填补下元方法。

熟地黄15克　芡实15克　杜仲12克　山药30克　枸杞子10克　楮实子12克　胡桃肉10克　生牡蛎20克（先煎）　龟甲20克（先煎）　紫河车粉2克（冲）

加减法：

填补下元之前，必须先看有无湿邪，若有湿郁，必先祛其湿邪，后再议补；若兼有气郁者，亦要兼解其郁。

若舌苔黄厚者，是先天亏损累及后天，脾胃运化失权，而挟有积滞，必先化滞，化滞只用焦四仙（即焦三仙加槟榔）之类即可，不可用猛攻的方法，因其体弱下虚，防其正气再伤。并劝其锻炼身体，增加四肢运动，以四肢属脾为诸阳之末耳。短期内禁食油荤，食量也应适当控制。

（八）活血化瘀以推陈致新，寓补于攻调肌肤甲错

久病入络，血络瘀阻，干血内踞，气血失调，周身失养，以致面色黧黑，形体消瘦，肌肤甲错，甚则如鱼鳞状，舌暗有瘀点，脉象参伍不调。用本法治之，仿《金匮要略》大黄䗪虫丸意。

银柴胡6克　青蒿9克　花粉9克　当归10克　穿山甲12克　桃仁6克　红花3克　赤白芍各10克　蛴螬6克　大黄粉0.3克（冲）

本方也可配制成散剂，饭前少少服之。

若气血两虚之象明显者，可适当配入一些益气养血之品。

耳鸣、耳聋（二法）

耳鸣是指耳中鸣响，耳聋是指听力减退或丧失。耳为肾之外窍，《灵枢·脉度篇》说："肾气通于耳，肾和则耳能闻五音矣"；足少阳胆经环走耳前后，因此，耳病与肾及肝胆经有密切关系。一般地说，凡属于虚证者，多责之于肾；凡属于实者，多责之肝胆。

（一）清泻肝胆，疏利气机

肝胆火炽，上扰清窍，暴发耳鸣，声如雷作，甚或耳聋，来势急而时间短，恼怒后病势即增，心烦多梦，便结溲赤，舌红口干，脉多弦数。当用清泄肝胆，疏利气机法。

桑叶 10 克　菊花 10 克　柴胡 6 克　郁金 6 克　黄芩 10 克　防风 6 克　龙胆草 3 克　川楝子 10 克　栀子 6 克

火郁当发，火热当清，这是一个病在两个不同阶段的两种治疗方法。在肝胆气郁早期，应及时用疏利气机的方法，以求郁开热达而病愈，不必用清泻药物。若早期失于疏利，则郁热不宣，热不外达，病势不减，使火势渐盛，则应采用清泻肝胆，疏利气机之法，以折其亢甚之热。

加减法：

若热郁较重时，加蝉衣 6 克、僵蚕 10 克、赤芍 10 克。

（二）填补下元，充其清窍，滋补肝肾，以聪其耳

肾虚耳聋多见于老年人，或是下焦过度虚损之体。耳为肾之外窍，"精脱者，耳聋"。下元不足，精气亏损，可致耳如蝉鸣，甚则两耳日渐不聪，终至耳聋。并伴有头晕目眩，腰酸腿软，一身无力，舌红苔少，脉象虚弱，两尺更甚。可用填补下元方法，仿耳聋左慈丸化裁。

熟地 15 克　芡实 12 克　楮实 12 克　山萸肉 9 克　山药 30 克　五味子 10 克　磁石 15 克　菖蒲 6 克

若服汤剂有效，可改用耳聋左慈丸缓缓调治，以收其效。

加减法：

往往有素体肾虚，耳鸣或听力差之患者，又新发肝胆郁热，使耳鸣、耳聋加重，这就要先治肝胆郁热之新病，俟热减之后，则再议滋补。

衄血（五法）

衄血一般是指鼻衄、齿衄而言，亦包括耳衄、舌衄、肌衄等。

鼻　衄

（一）辛凉清化以泄肺经之热，甘寒育阴而解血分之毒

肺热过盛，体质阴虚，风热入于血分，鼻衄口渴，大便干结，头痛咳嗽，时或恶风，舌红且干，脉象细数或浮数。乃上焦风热扰于血分，用辛凉清解方法治疗。

桑叶 10 克　菊花 10 克　黄芩 10 克　薄荷 2 克（后下）竹叶 6 克　茅根 30 克　小蓟 12 克　焦山栀 10 克

加减法：

若脉弦滑有力，舌红口干者，可加黄芩之量。

若大便干时，加瓜蒌 30 克、大黄粉 1～2 克（冲）。

（二）清胃热，化积滞，凉血止红

素嗜肥甘，饮酒过度，胃热蕴久，口干鼻衄，脘腹胀满，口臭便结，夜寐不安，溲赤痰多，舌苔黄厚，两脉滑数。必须清胃化滞以凉血止红，仿玉女煎加味。

生石膏 15 克（先煎）　牛膝 10 克　生地黄 12 克　黄芩 12 克　大黄 3 克　麦冬 12 克　知母 6 克　焦四仙各 10 克（即焦三仙加焦槟榔）

加减法：

舌苔垢厚质红，脉象弦滑有力，胃热积滞过重者，生石膏用量加大，生大黄可用粉面2克冲服。或用紫雪散3克冲服。

俟滞热已去，可用甘凉和阴之品，以复其阴，热自减矣。一定嘱告患者忌口，甚则禁食2～3天，每天只吃米粥1～2两。

（三）清肝热，凉血分，求其衄止

肝热化火，迫于血分，发为鼻衄，心烦梦多，急躁易怒，头目眩晕，口干舌燥，癸事色深有块，舌红溲赤，脉象弦数。治疗必须清肝热，凉血分，以求衄止，参考龙胆泻肝汤方法。

龙胆草6克　川楝子12克　醋炒大黄3克　栀子6克　黄芩12克　丹皮10克　黛蛤散12克（布包）　白茅根15克

加减法：

在早期可用丹栀逍遥散加减，以凉血止红为法。中期体质强实，可用本法。后期当凉血育阴兼折肝热。

若体质较差时，龙胆草、大黄皆应减量。

若阴分不足者，可加用生地黄、知母、元参之类以滋水而制火。

齿衄（以齿缝渗血为主）

（四）清胃火而降其热，凉营血且止齿衄

胃火上升，血随火动，发为齿衄，龈肿且痛，衄血鲜红，口干味臭，溲黄便结，舌苔黄质红而干，脉象弦滑数。可用本法，仿玉女煎意。

生石膏12克（先煎）　知母6克　生地12克　竹茹6克　麦冬10克　牛膝6克　茜草10克　黄芩10克　醋大黄6克

加减法：

若舌苔黄厚干裂，质红起刺，纯属胃热食火上蒸，必须通腑泻火，如大便秘结者，当加用元明粉6克（冲）、枳实6克、槟榔6克，以通导为主。

若是胃阴虚或肾阴不足者，当考虑滋阴折热，用药重在滋阴，方中减大黄，加元参10克、玉竹10克、沙参30克。

(五) 滋肾水以制虚火、凉血分止其齿衄

齿为骨之余，肾家主之。肾阴不足，虚火上浮，齿龈红，牙微痛，时衄血，心烦口干不寐，舌绛，脉细小数。用滋肾凉血方法以制其虚火。

细生地12克　元参12克　知母6克　阿胶10克　茜草10克　黄芩12克　白头翁12克　白芍20克

加减法：

若脉数有力，是胃热上扰，可用苦寒之品，暂用1～2剂，先折其胃热，以治其标，再行滋养，从本治疗。

如肾虚较重者，可加杜仲10克、补骨脂10克、桑寄生15克。

便血（三法）

便血是指大便下血而言。张仲景《金匮要略》里有“远血”“近血”之分，后世又分“肠风”与“脏毒”。在临床治疗中，一定观察下血颜色及脉、舌等，根据具体情况细致辨其虚实与远近。

(一) 扶脾以统其血，益气而止其红

脾主统血，若血虚气弱，统摄失职，则面色不华，神疲懒言，食纳减少，心悸气短，舌淡，脉象细弱。若下血较多，淋漓不断，长久不愈，则舌多淡润肥胖。用扶脾阳益中气方法，宗归脾汤。

党参10克　当归12克　黄芪12克　荆穗炭10克　茯神10克　炒枣仁12克　苍白术各10克　龙眼肉30克

加减法：

若脉弦滑而数，舌红口干，心烦者，先考虑热灼阴伤，切不可用甘温益气药物。

若虚热未净，可先治虚热，用丹栀逍遥散加减，俟标热去，再行补正。

若服药好转，可用丸药缓治，以巩固疗效。

（二）清其热兼以化湿，凉其血以止便红

湿热蕴郁已久，下迫大肠，便血鲜红，其势如溅，小溲不畅，舌苔黄腻，脉象濡滑且数。清热兼以化湿，凉血以止便红，仿赤豆当归散意。

赤小豆 10 克　全当归 10 克　炒荆穗 10 克　炒槐花 10 克　白头翁 12 克　炒地榆 12 克　黄芩 12 克　防风 3 克

清化湿热，方法较多，可以用芳香宣化，加苦坚祛热之品，如：佩兰、川郁金、马尾连、黄柏、炒山栀等。

加减法：

若湿阻上焦，肺气不宣，气促作咳，甚则喘息，也可用苏叶或麻黄、杏仁、苏子等宣肺气之药。也可选用三仁汤加荷叶 10 克。

根据具体情况，用风药以去湿郁，通三焦而利小便，全是治湿的方法，可以互为参考。

（三）凉血分兼活络化瘀，育阴血以润燥缓裂

痔疮肛裂便血，须用润燥养血，活络化瘀之法。

细生地 15 克　丹皮 10 克　赤芍 15 克　赤小豆 10 克　全当归 10 克　杏仁 10 克　郁李仁 10 克　瓜蒌仁 20 克　生蒲黄 10 克　炒地榆 12 克

平时常服麻子仁丸，以保持大便软，是防止痔疮出血的关键（禁忌辛辣为要）。

加减法：

若纯属血热，舌绛口干，可用凉血止血，养血育阴方法以止其血，如元参 15 克、麦冬 10 克、生地 10 克、丹皮 10 克、白头翁 10 克、槐米 10 克、防风 3 克。

若脉沉弱，体质略胖，也可以用白术 30 克、升麻 6 克，以升阳运脾，使其便通燥缓。

若是中阳不足，气不推动，不能运化而见便干者，用六君子丸或八珍丸等，均可收到较好效果。

肿瘤一类疾病的便血，当然必须从肿瘤整体考虑，但是也不能离开化瘀活血这一类方法。

咳血、吐血（六法）

血液不循脉道而溢于体外称为出血证。血为水谷之精气，运行于经脉之中，环周不息。若妄行于上，则口、鼻、耳、目出血；流注于下，则便溺带血。张景岳指出：动者多由于火、火盛则迫血妄行；损者多由于气，气伤则血无依存。

离经之血由口而出统称吐血。其血从肺而出者为咳血；从胃而出者为吐血；若来自咽喉者，多为咯血。

（一）辛凉疏化，苦泄折热，以止咳血

外感风热，或肺有燥热，喉痒咳嗽带血，口干鼻燥，头痛发热，脉象浮数。可用辛凉苦泄以止咳血。

桑叶 12 克　沙参 12 克　杏仁 10 克　栀皮 6 克　白茅根 1 克　生地黄 12 克　黄芩 12 克　豆豉 12 克

加减法：

若头痛恶寒，口渴心烦，可加薄荷 3 克，以助其辛凉散邪而除风热。

若舌苔黄厚质绛，大便干结时，可加瓜蒌仁 20 克、大黄粉 1～3 克（冲），以通泄其血分之热。

（二）平肝泄热，润肺止红

肝热犯肺，肺失肃降，咳嗽痰中带血，口干鼻燥，头晕，自觉灼热，夜寐梦多，舌红唇焦，脉象弦数。用平肝泄热润肺方法以止其血。

生地黄12克　川楝子12克　生侧柏10克　干荷叶10克　黛蛤散12克（布包）　黄芩12克　白茅根15克

加减法：

若脉细数，唇焦舌绛，可加沙参10克、麦冬10克以甘寒润燥。甚则加知母10克、花粉10克、玉竹10克以清虚热。

若胃热舌红苔垢黄，大便干结，必先清其胃热，俟热除则咳血自止。

（三）滋肾阴，润肺燥，退热止红

肾阴早亏，虚火上炎，灼伤肺络，干咳无痰，日晡潮热，形体瘦弱，夜寐梦多，盗汗颧红，痰中带血，便干溲赤，夜间盗汗，舌红尖绛，脉象弦细。用滋肾阴润肺燥，以退热止红。

生地黄12克　丹皮10克　山药25克　茯苓15克　川贝3克（研冲）　麦冬12克　沙参12克　款冬花10克　阿胶珠12克

加减法：

若脉象弦细而数，当泄肺热为主，方用泻白散，药如地骨皮6克、生桑皮10克、生海石10克等。

若虚热化火，脉弦滑有力，可先用苦泄之品折其亢热。俟热减，再用甘寒滋阴，如犀角地黄汤之类。

（四）清胃热，泄心火，以止吐血

血从呕吐而出为吐血，多是由于酒食过度，胃有积热而致。唇红口干，嘈杂便结，胸脘闷满，血从呕吐而出，甚则盈口，舌苔垢黄且厚，脉象滑数有力。先用清胃热，泄心火方法以止其血，可用泻心汤之类。

醋大黄6克　黄芩12克　竹茹12克　炒山栀10克　连翘12克　鲜茅根30克　小蓟12克　马尾连10克

加减法：

若药后吐血势减，仍以犀角地黄汤之类甘寒育阴为主。后期必须活血化瘀，切不可过用寒凉，防其血液涩滞不畅，成为死血、瘀块而导致其他慢性疾病。

（五）泄肝火，清胃热，兼以开郁；调气机，凉血分，止其吐红

善怒心烦，头晕气急，胸胁苦满，夜寐梦多，每遇恼怒则烦热吐血，口干渴，舌质红，脉弦数。可用本法治之。

柴胡 6 克　黄芩 12 克　川楝子 12 克　龙胆草 6 克　白头翁 12 克　赤白芍各 12 克　生地 12 克　侧柏炭 10 克　茅芦根各 15 克

加减法：

若在早期，可用本法。如热郁化火，可加用醋大黄 1～2 克，以凉血通瘀。

若脘腹胀满，再加入疏理气机之品，如砂仁 1～3 克、香附 10 克、大腹皮 10 克，但此类药多辛燥，不可量大或多用。

在临床上见到大口吐血，一般多是支气管扩张症或肝硬变晚期或胃溃疡等，应根据具体情况进行治疗。一定要脉、舌、色、症结合起来综合分析，切不可一见大口吐血就率用猛剂，如：过寒、过涩之药，皆不利于病，甚则遗留后患。

（六）清疏上焦，凉血止红

一咯即出，谓之咯血，多来自喉部。咯血时轻时重，有时或略有咳嗽，舌红口干，脉象细数。多属肺阴不足，虚火上炎，一般称为上焦火热，可用清疏之法。

川贝母 6 克（研冲）　麦门冬 12 克　沙参 12 克　丹皮 6 克　藕节 10 克　茅根 12 克　竹茹 12 克　仙鹤草 10 克

加减法：

若头痛晕胀，可加桑叶、菊花、苦丁茶、白蒺藜。

若大便干结，舌红苔垢厚干，可加醋大黄粉 1～2 克（冲）。

若脉细数，心烦梦多，加用炒地榆、炒槐米、鬼箭羽等。

溺血（六法）

小便出血不痛者为溺血，痛者为血淋。《素问·气厥论》说：“胞移热于膀胱，则癃，溺血”。《金匮要略》里说：“热在下焦者，则尿血”。这全说明溺血的形成多与热有关，但临床中要分清实热与虚热。凡属暴发的多为实热，脉必数而有力；病势缠绵者，多属劳损，脉必濡数无力。此外，亦有因脾虚气弱失于统摄而溺血者，兹将辨证立法述之于后。

（一）清心泄火腑，凉血止溺红

心热下移小肠，症见心烦不得寐，舌咽作痛，舌绛尖部起刺，口渴饮冷，溺血甚则尿道刺痛，脉象细数且弦。用清泄火腑，凉血止红方法，如导赤散之类。

竹叶 3 克　木通 3 克　生甘草 10 克　生地 12 克　山栀 10 克　干荷叶 10 克　血琥珀末 1.5 克（装胶囊分服）

加减法：

若血热过盛时，可加川连粉 1 克（冲）、黄芩 10 克、生地黄 10 克。

若属于阴分不足，血虚热甚时，加养血和阴之品，如石斛 10 克、白芍 10 克、旱莲草 10 克、女贞子 10 克、玉竹 10 克。

若口渴喜冷，脉洪大滑数者，用生石膏 20 克（先煎）、知母 10 克、元参 10 克、花粉 15 克。

（二）舒肝解郁，凉血止红

肝郁化火，深入血分，少腹两胁刺痛，口苦耳鸣，急躁不安，溺血甚则尿道微痛。可用舒肝解郁，凉血止红法治之，辛辣刺激之品皆忌。

龙胆草 6 克　炒山栀 6 克　柴胡 6 克　香附 10 克　黄芩 10 克　生地 12 克　丹皮 10 克　藕节 10 克　赤白芍各 10 克

加减法：

若患者体弱，脉来无力，当以凉血和阴方法，不可过度苦泄。

（三）清利湿热，凉血止红

湿热蕴于下焦，小便不畅，溺血而尿道微痛，少腹作胀，舌红绛苔根部黄厚，脉象滑数。用清利下焦湿热，凉血止红方法。

蒲黄炭10克　荆穗炭10克　小蓟12克　藕节12克　滑石20克　通草3克　生地黄15克　白芍12克　丹皮10克

加减法：

湿邪重时，加淡渗利湿之品，如茯苓20克、冬瓜皮20克、生苡米20克。

治下焦湿热必当先清胃肠，胃肠之气通畅，湿热方有去路，故宜忌食荤腥厚味为宜。

（四）扶脾益气，摄血止红

脾虚气陷，统摄无权，血不归经，发为溺血，饮食减少，肢酸体倦，舌胖边有齿痕，苔白腻润滑，脉象虚濡。用补中益气方法以摄其血。

黄芪12克　肉桂1克（研冲）　甘草10克　党参10克　白术10克　升麻6克　柴胡10克　生牡蛎20克（先煎）

加减法：

若中气大虚，动则气喘，频频自汗者，脉虚软而力弱，可加重黄芪至60克，党参至20克，另加人参粉2克（冲）。

若兼见血虚面色萎黄，脉象细弱者，可加当归、白芍、熟地黄等。

（五）平补肝肾，调元固本，求其血止

下元虚损，肾气不固，形体削瘦，遗精溺血，腰脊酸痛，脉象沉细。用调元固本方法。

熟地黄15克　肉苁蓉12克　山药30克　茯神1.5克　芡实米1.5克　楮实子1.5克　杜仲12克　菟丝子12克　生

牡蛎15克（先煎）

加减法：

若肾阴不足，虚热化火，脉象细小而数时，当以清虚热为主，可加丹皮10克、丹参10克、白头翁10克、鬼箭羽10克。

若虚热化火，燥热亢盛，形成大便燥结时，可于方中加大黄粉0.5克（冲）、元明粉1克（冲）、生地20克、元参20克、麦冬10克，以增液通下，攻补兼施，便通即已。

若阴损及阳，阴阳两虚者，可酌情加用鹿茸粉1克（冲），或鹿角霜1～3克。出血时用阳药要慎重，必须有阳虚证方可用之。

（六）调和血脉，养荣止红

有些病势缠绵长期不愈的溺血，应中西医结合，查明原因。如泌尿系结核，常伴有低烧、乏力等症状，治疗当配合抗痨药物；如属肿瘤一类的疾病，治疗当配合抗癌药物；若属良性肿物，可考虑外科手术，并配合对症治疗药物。这类疾病导致的溺血，可用调和血脉，养荣止红方法治疗。

干荷叶10克　炒地榆10克　荆穗炭10克　藕节20克　生地黄15克　赤白芍各10克　丹皮6克　净丝棉3克（焙灰冲）

头痛（十法）

头痛是临床上的一个症状，其发病原因较为复杂，应根据疼痛部位及患病时间长短的不同进行辨证。但就其类型而言，总不外乎外感与内伤两大类。

（一）辛温疏散，祛风止痛

风寒头痛，多是暴然发作，疼痛较甚引及项背，有紧束之感，遇风凉则加重，身热恶寒，鼻塞流涕，时时作咳，无汗，周身关节作痛，口不渴，舌苔白腻，脉浮紧。用本法治之。

白芷 6 克　川芎 6 克　细辛 1.5 克　防风 6 克　荆芥穗 10 克

加减法：

如体痛较重时加羌活 6 克；若头顶疼重者加藁本 5 克；若两侧额角作痛时加柴胡 6 克、僵蚕 6 克。

若舌红口干，有内热时，可考虑加生石膏，或黄芩、栀子。

若有停滞时，可加焦三仙各 10 克、槟榔 10 克、枳实 6 克、鸡内金 10 克。

(二) 疏风清热，以解头痛

外感风热上扰清空，头痛恶风，时时头晕，身热口渴，咽红且痛，阵阵烦热，小溲短赤，大便干结，舌红苔浮黄，两脉浮数。可用疏风清热方法，如桑菊饮之类。

桑叶 10 克　菊花 10 克　薄荷 3 克（后下）　钩藤 6 克　连翘 10 克　白蒺藜 10 克　晚蚕砂 10 克　银花 10 克　芦茅根各 10 克

加减法：

若兼肝热上扰时，加清泄肝热之品，如龙胆草 3 克、川楝子 10 克、蝉衣 6 克、片姜黄 6 克。

若热在气分，口干且渴者，加生石膏 10 克（先煎）。

(三) 疏散风热，苦泄清降

风热化火，内热炽盛，面红口干，烦渴引饮，头痛如裂，目赤鼻干，口舌生疮，便结溲赤，苔黄干燥，脉弦滑数。用苦泄清降法。

川芎 6 克　白芷 5 克　生石膏 15 克（先煎）　薄荷 3 克（后下）　桑叶 10 克　黄芩 12 克　白蒺藜 10 克　苦丁茶 10 克　大黄末 1 克（冲）

一定要配合：

①清淡饮食。②吃素。③禁用一切刺激食物。④要求体力锻炼。⑤避免兴奋。⑥保证睡眠8小时。

（四）养血育阴以治其本，疏风清热兼祛标邪

阴虚血少，清窍失养，又兼风热上扰，头痛且晕，目眩，耳鸣，舌红而干，脉象细数。必用养血育阴兼清上焦为治。

旱莲草10克　女贞子10克　茺蔚子10克　枸杞子10克　菊花10克　沙苑蒺藜10克　赤白芍各10克　生地黄15克　生牡蛎20克（先煎）

加减法：

若阴虚而肝热上扰时，当先清透肝经风热，加蝉衣6克、僵蚕10克、川楝子6克。

若属阴虚热灼，可加甘寒育阴之品，如：沙参10克、玉竹10克、石斛10克、阿胶10克。

若苔黄便秘时，加花粉10克、焦三仙各10克、瓜蒌仁10克、桃杏仁各6克。

（五）滋养肾精，填补髓海，以止头痛

脑为髓海，肾家主之，肾阴不足，肝阳上扰，下虚则上实，故后脑作痛，兼或耳鸣，腰膝无力，男子遗精，女子带下，舌红，脉细弦。用补肾填髓方法。

熟地黄15克　枸杞子12克　沙苑蒺藜16克　芡实米15克　黑桑椹15克　楮实子12克　山药30克　菟丝子10克　生牡蛎10克（先煎）　杭菊花10克

加减法：

如兼中焦胃热，可加苦泄折热之品，如黄芩10克、栀子6克。

如下虚与胃肠滞热并存时，先用疏调中焦之品，后议填补。

（六）平肝息风，潜阳缓痛

素体肝阴不足，肝阳独亢，恼怒之后，头痛即发，心烦梦多，面赤口干，便闭溺赤，舌红苔黄，脉象弦滑有力。必用平肝潜阳方法，根据具体情况可于下列二方中选一。

1. 羚羊角粉 1 克（冲） 钩藤 10 克 菊花 10 克 桑叶 10 克 生地 10 克 茯神 10 克 白芍 10 克 川贝母 3 克（研） 玉竹 10 克

加减法：

若肝热便秘时，加清泄肝火之品，如龙胆草 3 克、黄芩 10 克、栀子 6 克、川楝子 6 克。

2. 晚蚕砂 12 克 菊花 10 克 钩藤 10 克 川楝子 12 克 黄芩 10 克 柴胡 3 克 炒皂角子 6 克

加减法：

若大便干结时，先用通便方法，当归龙荟丸之类。

若血虚阴分不足时，可加和阴凉血之品，如白头翁 10 克、炒地榆 10 克、炒槐米 10 克、鬼箭羽 10 克。

（七）清化痰浊，以缓头痛

痰湿头痛，多由嗜酒食肥而起，体丰痰盛，头痛沉重，周身酸懒，恶心欲呕，舌苔白腻，脉象濡滑。痰湿蒙蔽清阳，清气不升，浊气不降，清化痰湿为治。

半夏 10 克 胆南星 10 克 天竺黄 10 克 钩藤 12 克（后下） 陈皮 6 克 夏枯草 10 克 黄芩 10 克

加减法：

若痰热化火，脉象滑数时，当以苦泄为主，加黄芩至 12 克、马尾连 10 克、竹茹 10 克。

若有食滞中阻时，可加消导之品，如焦麦芽、焦山楂、焦神曲各 10 克。

（八）益其气以升清阳，补中焦而求缓痛

气虚头痛，朝重夕轻，自觉头内空痛，休息后减轻，面色萎黄，倦怠乏力，动则气促，过劳尤甚。用补中益气方法。

党参 10 克 黄芪 15 克 白术 10 克 升麻 6 克 柴胡 6

克　当归10克　炙草3克

加减法：

若属气虚较重时，方中重用参、芪，并可加鹿角胶10克、鹿茸粉1克（冲）、桂心粉3克（冲）。

如下元不足时，加用填补之品，如补骨脂10克、桑寄生15克、芡实米20克、黑桑椹10克、川续断10克。

（九）活血通络，祛瘀缓痛

脑震荡后遗症，或其他疾病引起的瘀血头痛，痛有定处，夜间加重，面色黑浊，舌质暗紫或有瘀斑，脉多沉涩。可用本方治之。

川芎30克　赤芍12克　桃李仁各10克　生地15克　柴胡12克　红花3克　土鳖虫3克　熟地15克

加减法：

若舌苔厚腻时，加焦三仙、鸡内金之类以祛胃肠之滞。

若痰火郁热较重时，加苏子10克、莱菔子10克、黄芩10克、礞石10克、大黄3克。

（十）活血逐瘀，疏风清热，以缓头痛

治疗顽固性头痛，如三叉神经痛之类，可用本法，方中重用川芎以活血疏风，并有止痛功能。

川芎40克　白芷3克　黄芩6克　炒地榆10克

加减法：

若血虚肝旺时，可减川芎之量，加当归10克、生地10克、白芍15克。

若属肝阴不足，肝火偏旺时，可合入丹栀逍遥散，甚则加白头翁10克、炒槐米10克、牛膝6克。

眩晕（六法）

眩晕即头晕眼花之意，往往并见于各种疾病之中。《内经》

记载："诸风掉眩，皆属于肝"。张仲景在《金匮要略》中说："心下有痰饮，胸胁支满，目眩"。朱丹溪认为："无痰不作眩。"张景岳说："无虚不作眩"。可见眩晕的原因很多，须辨证论治，仔细推敲。

（一）芳香醒湿以利三焦，苦甘泄热而定眩晕

在暑热季节，由于暑热蕴蓄，上蒸清窍，湿阻不化，三焦不利，清阳不升，浊气郁阻不降，头目眩晕，甚则作恶，苔白滑腻，脉象濡滑略数。可用本法治之。

晚蚕砂 12 克（布包） 白蒺藜 10 克 菊花 10 克 荆穗炭 10 克 马尾连 10 克 黄芩 12 克 佩兰叶 12 克（后下） 藿香 6 克（后下） 竹叶 3 克

加减法：

若暑热较重，湿痰中阻时，方中加半夏 12 克、陈皮 6 克、苏子 10 克、杏仁 10 克。

若痰热较重时，加莱菔子 10 克、冬瓜子 20 克、黛蛤散 10 克（布包）、天竺黄 10 克、生海浮石 10～20 克。

若中脘满闷，恶心呕吐时，加瓜蒌皮 20 克、竹茹 10 克。或用玉枢丹 1.5 克（研），用生姜汁 3 滴加凉白水先服下，过 15 分钟后，再服汤药，以免再吐。

凡恶心呕吐时，一定不可令病人服温药，因温药味重，令人恶心，可用凉服方法。如病人畏凉，也可用热饮，但须徐徐服之，亦可防吐。

若湿热在下焦时，方中加滑石块 12 克，或木通 1.5 克。

（二）清肝热，泄胆火，以定眩晕

肝阴不足，肝阳上亢，亢则化火，火性上炎，头晕目花，心烦易怒，寒热阵作，胸胁苦满作痛，脉象弦滑且数，按之较有力。用泄肝热，清胆火方法以解除眩晕，仿丹栀逍遥散意。

柴胡 10 克 黄芩 12 克 川楝子 12 克 白蒺藜 12 克 晚蚕砂 12 克 菊花 12 克 钩藤 12 克 山栀 6 克 苦丁茶 10 克

生石决明20克（先煎）

加减法：

若属体质强实，脉来有力，大便不通，舌绛口干，方中加龙胆草3克、大黄粉1.5克（冲）。

若血虚脉细而弦，当加赤白芍各10克、旱莲草10克。

若胸满闷而两胁刺痛时，加厚朴花3克、香附10克、绿萼梅6克、片姜黄6克。

若确属血少失养，当以养血柔筋为治，方中去黄芩、川楝子、苦丁茶，加当归10克、生地10克、白芍10克、旱莲草10克、女贞子10克。

若血虚肝热，脉细弦小数，心烦梦多，急躁不宁，当以本方加白芍20克、阿胶（烊化）10克、丹皮10克、珍珠母30克（先煎）、鸡子黄2枚（搅），如条件许可再加羚羊角粉0.5克（冲），睡前服。

（三）化痰浊以升清阳，泄肝火求其晕止

嗜好肥甘，痰浊不化，胸脘痞满，恶心欲吐，前额作胀，心悸头晕，舌苔白腻，脉象濡滑。当用清化痰浊方法，仿半夏天麻白术汤意。

明天麻10克　胆南星10克　白术6克　半夏曲12克　陈皮10克　川楝子12克　黄芩12克　柴胡6克　龙胆草4克

加减法：

若痰热化火，大便秘结者，加瓜蒌仁20克、杏仁10克、大黄粉1克（冲）、黛蛤散10克（布包）。

若舌苔垢腻根厚，食滞生痰者，可加焦三仙各15克、莱菔子15克、苏子10克、皂角6克、防风6克。

若血虚之体，肝热素盛，痰浊中阻，方中去白术，加天竺黄10克、黛蛤散12克（布包）、羚羊角粉1克（冲），俟肝热去，再缓养血。

（四）补肝肾，填髓海，以定虚眩

肾精亏损，下元不足，脑为髓海，肾家主之，下虚则上实，肾虚则头目眩晕，腰酸膝软，遗精耳鸣，舌光质红，两尺脉无力。用填补下元方法。

沙苑蒺藜 24 克　旱莲草 12 克　女贞子 12 克　枸杞子 12 克　熟地黄 15 克　芡实米 12 克　茯苓 12 克　生牡蛎 24 克（先煎）

加减法：

若血虚阴伤而有虚热时，当先泄虚热，可用白头翁、丹皮、白薇、芍药等味，然后再用本方治之。

若热势未清，可于方中加菊花 10 克、桑叶 10 克、防风 3 克以祛风热。

若阴虚化火，大便不通时，可在方中加杏仁 10 克、瓜蒌仁 20 克、元参 20 克。

若阴虚热亢，头眩较重时，加珍珠母 30 克、瓦楞子 20 克、石决明 20 克（或草决明 15 克），以潜镇虚热。

（五）益气补血，以定虚眩

素体血虚气弱，面色萎黄无华，头晕目眩，毛发干枯，指甲不荣，心悸失眠，月事色淡量少，唇淡苔润，两脉细弱无力。气血不足，中气大亏，用益气补血方法。

黄芪 12 克　党参 10 克　白术 10 克　炙甘草 10 克　当归 10 克　生地黄 15 克　旱莲草 10 克　女贞子 10 克　生牡蛎 30 克（先煎）

亦可以服用八珍汤或同类丸药。如胃纳不佳，舌苔根厚者，加鸡内金 10 克、砂仁 1 克，或香砂枳术丸配合应用。

这种类型的眩晕证，必须配合饮食营养，主要的是设法促进吸收能力，可嘱病人每天适当活动，如走路、打拳等体力锻炼。一定注意导致气血不足的原因，应针对病因，进行治疗。

若有其他慢性消耗性疾病，或损伤体质的某种不良的嗜好，医生应当仔细了解，并设法令其解除。

（六）益中气，补元阳，以定虚眩

老年中阳不足，元气又伤，清阳无能上升，面色萎黄，心悸气短，动则乏力，头目眩晕，舌净苔白光滑胖嫩，脉虚濡无力。当用益气补元方法。

炙黄芪30克　党参10克　白术10克　茯苓12克　炙甘草3克　升麻3克　柴胡6克　当归10克　芡实15克　山药30克　胡桃肉12克　补骨脂6克

加减法：

若脉虚弱且数，舌胖嫩而尖红，此热郁于胆也，当先以苦寒清胆，但药量不可过重，以免苦寒败胃伤气，俟胆热除再行益气。

若舌苔根厚且腻时，是中虚胃肠消化欠佳，湿邪食滞内阻，用枳术丸或平胃散先疏调胃肠，或补益方中加用消导之品，如：方中加焦麦芽10克、香稻芽10克、鸡内金10克、炒枳壳6克等。

中风（八法）

中风是指卒然仆倒，昏不知人，醒后出现半身不遂，口眼㖞斜，言语謇涩等症状的疾患。古人认识不一，有认为是外风中人者；而明·张景岳强调其发生非属风邪，创立“非风”论；清·叶天士则认为本证之发病乃属肝阳化风。由张、叶二家之论可以看出，本证乃因内风引起，并不是什么外来之风邪中人。它包括了脑血管疾病，如脑出血、蛛网膜下腔出血、脑血栓形成、脑栓塞、脑血管痉挛等。

中风的原因，主要是肝肾不足，肝阳过亢，化火生风，故卒倒无知而半身不遂。治疗不外平肝息风、清火化痰、补虚之类。总之，是泻有余补不足。在无外邪的情况下，一定慎用辛温升散之品。

(一) 清热泻火，豁痰开窍，以治阳闭

中风陡作，两手握固，牙关紧闭，声如曳锯，面赤气粗，舌红苔黄腻且干，脉洪数滑动，或沉涩弦实。痰热化火，阳闭重证，急用清热泻火，豁痰开窍方法，如局方至宝丹、安宫牛黄丸，或牛黄清心丸之类，汤剂如：

节菖蒲 9 克　郁金 6 克　天竺黄 12 克　钩藤 12 克　陈胆星 12 克　蝉衣 6 克　珍珠母 30 克（先煎）　知母 9 克　黄芩 12 克　竹沥 60 克（冲化）　姜汁 2～3 滴（兑入）　大黄粉 1 克（分冲）

局方至宝丹 2 丸，分 2 次化服。

加减法：

若属痰湿阻遏，气机闭郁，脉沉滑，苔白腻厚，此阴闭之证，不可用上法，改用芳香开窍法：苏合香丸 1 丸、竹沥 30 克（冲化）、姜汁 3～5 滴送服，以开其痰湿郁闭。

若中风牙关紧闭，可先用乌梅擦牙；或用醋擦牙；若热郁过深时，可用冰块擦牙法，俟牙开再服药。

若牙关紧闭较重时，可用鼻饲或直肠灌入药物。

若内停滞热，大便不通，舌苔腻厚，矢气味恶，可用三化汤以疏风泻热通腑，方中以大黄、羌活、厚朴、枳实为主，俟腑气通，病必好转。

病属痰火为患，治后虽神识已清，饮食亦当慎，以进稀软为宜，切不可给鱼肉荤腥之味，防其助火增重。

(二) 益气回阳，救逆固脱，防其厥变

中风脱证是最危险的证候。症见目合口开，撒手遗溺，鼻鼾痰鸣，声嘶气促，汗出如油，或大汗淋漓，手足逆冷，舌短面青，苔白腻滑润，两脉沉伏或微细欲绝。急用益气回阳，救逆固脱方法。

人参粉 15 克（冲）　生黄芪 60 克　淡附片 15 克（先煎）

五味子10克　生龙牡各60克（先煎）　瓦楞子20克（先煎）　黑锡丹6克（分送）

（三）疏风祛痰，活血通络

风邪挟痰，走窜经络，阻滞血行，头痛眩晕，肢体麻木拘挛，或半身不遂，口眼㖞斜，恶寒身热，舌苔白腻，脉多滑濡，沉取略弦。必当疏风祛痰，活血通络为治。

秦艽9克　羌独活各4克　防风6克　半夏10克　菖蒲10克　黄芩12克　赤芍12克　炒地龙10克　当归9克　生牡蛎30克（先煎）

加减法：

若体丰痰湿较重者，方中可加橘红10克、制南星10克。

若痰湿胶滞者，方中可加苏子10克、莱菔子10克、白芥子6克、皂角6克。

若素嗜肥甘者，嘱其切忌荤腥，控制食量，加强活动，增加体力锻炼，以促进功能恢复。

（四）育阴平肝，息风定眩

肝肾阴亏，肝风上翔，头目眩晕，阵阵烦急，口燥咽干，大便干结，舌红且干，脉小滑数。用育阴潜阳，息风定眩方法。

钩藤12克　生地12克　天竺黄12克　白芍12克　川楝子9克　菊花9克　白蒺藜12克　珍珠母20克（先煎）　黄芩10克

加减法：

若阴虚肝热而动风者，加羚羊角粉0.6克（冲服）。

若肝胆热势较重时，可加龙胆草2克，或用凉血育阴之品，如白头翁10克、旱莲草10克、女贞子10克、炒地榆10克。

若病势稍缓，可用归芍地黄丸常服调理，以善其后。

（五）清肝降火，泻其实热

肝阳独亢，亢则化火，火热上炎，陡然头痛眩晕，面红目赤，口燥咽干，心烦易怒，大便秘结，溲赤且少，舌红绛苔黄燥，脉象弦数而大，按之有力。用清肝降火，泻其有余之热，仿龙胆泻肝汤意。

龙胆草 6 克　栀子 9 克　黄芩 12 克　柴胡 6 克　川楝子 12 克　钩藤 12 克　生地 12 克　夏枯草 12 克　生石决明 20 克（先煎）　蝉衣 6 克

加减法：

若体质强实，脉象有力，舌质红，可加紫雪散 6 克（分冲）。如无紫雪散，可于上方中加瓜蒌 30 克、元明粉 3 克（冲）、羚羊角粉 2 克（冲）。

本方力量较重，不可久服。并应嘱告病人，忌酒、荤及一切刺激性食物。

（六）宣窍涤痰，求其能言

体丰湿痰素盛，痹阻络脉，中风半身不遂，四肢麻木沉重，言语謇涩，面白痰多，舌苔白腻，脉象滑濡。用宣窍涤痰方法。

制南星 12 克　枳实 6 克　橘红 9 克　钩藤 12 克　茯苓 15 克　半夏曲 12 克　远志 10 克　生海石 15 克　莱菔子 6 克　冬瓜子 30 克　菖蒲 6 克　郁金 10 克

加减法：

若痰湿渐化，必须控制饮食，尤宜少进荤腻及糖类食物，并应增强锻炼，减少体重，练习说话，亦可配合针灸治疗。

在治疗过程中，可根据病情适当配入活血化瘀通络及消食醒胃药物。

（七）调气血，化瘀浊，兼疏通经络

中风后期，半身不遂，言语不利，两手时常麻木或颤抖，自觉疲乏无力，舌胖苔白，脉象沉濡。用补气活血方法以通其经络，并宜刻苦锻炼。

生黄芪40克　当归6克　川芎20克　赤芍12克　桃仁6克　炒地龙15克　丝瓜络10克

加减法：

若属血分郁滞，气机不畅时，减黄芪之量加行气开郁之品，如：香附、郁金、元胡等。

若气虚较甚，络脉不和者，可加重黄芪之用量，并可加入人参须1～3克。

（八）补益气血，调理阴阳，扶正固本

素体气血不足，阴阳两虚，中风之后，行走不利，言语謇涩，精神疲倦，心悸气短，懒言无力，小溲清长，脉象虚弱或细弦。用扶正固本方法，补益气血方剂与调理阴阳药物交替服用。

上午服：（每早空服一煎）

人参须1克　黄芪20克　党参10克　茯苓10克　白术10克　炙草6克　木香6克　砂仁3克　茜草10克

下午服：（或每晚睡前服）

六味地黄丸或下方：

熟地黄10克　丹参10克　赤芍10克　茯苓10克　山萸肉10克　芡实10克　菟丝子10克　黑桑椹10克　鬼箭羽10克　补骨脂10克

惊悸、怔忡（五法）

惊悸多是因惊而悸，怔忡多是无惊而心动不安。一般说来，因惊恐而心悸不安者，病位浅；无外界因素而心动不宁者，病位较深。总的说，全是心中悸动不安一类疾病。

（一）养血安神，以定心悸

心血不足，心失其养，血不舍神，心神不安，夜寐不宁，面色不华，时或心悸自汗，脉象细弱。用养血安神方法。

党参10克　天麦冬各10克　五味子10克　熟地12克　远志10克　当归10克　合欢皮12克　生牡蛎30克（先煎）　炒枣仁10克

加减法：

若纯是血虚，无肝热等其他兼证，方中可加桂元肉10克、炙甘草6克、桂心6克。

若气分也虚，脉虚濡力弱时，可于方中加黄芪30克、人参粉3克（冲）。

若有肝热时，方中去党参，加太子参10克、沙参15克合用，是甘寒与甘微温合用，既益气而又折热，并可酌情加桑叶10克、钩藤10克、白芍10克，以柔肝折热。

若舌黄苔厚时，可加焦三仙、鸡内金等。

（二）养心阴，滋肾水，求其悸止；泄胆火，育肝阴，以折虚热

肝肾两亏，阴虚火旺，虚热上扰，头晕目花，耳鸣少寐，心悸时作，大便干结，舌质红，脉细数。必须滋阴清热，壮水制火。

沙参10克　丹参10克　元参15克　炒枣仁10克　白芍15克　生地15克　五味子8克　莲花头2枚　麦门冬10克　淡竹茹10克

加减法：

若阴虚火热较重者，必重用甘寒育阴之品，以壮水制火。可酌情选加玉竹10克、白薇10克、丹皮10克、炒山栀3克、木瓜10克、旱莲草10克、女贞子10克。

若火热较重时，可先用苦泄之剂以折其热，但不可多用，一二剂后，亢热已衰则改用壮水制火之法。

（三）清肝胆，泄亢热，以止其悸

肝胆郁热，头晕耳鸣，面赤口干，心烦且悸，胸膈灼热，便干，小溲赤，舌红苔黄，六脉弦数有力。宜用清肝胆，泄亢方法，仿凉膈散。

黄芩10克　连翘10克　竹叶3克　薄荷3克（后下）大黄3克　芒硝3克　白芍10克

加减法：

若肝胆郁热较重时，可用龙胆泻肝汤加减；大便干结者，用当归龙荟丸；也可于方中加龙胆草3克、知母6克，大便干时加芦荟1克（研冲）。

若肝胆郁热而阴伤时，于方中加用木瓜10克、知母10克、白芍10克、生地12克，以和阴折热。

（四）温阳以化饮邪，益气而定心悸

阳虚停饮，水气凌心，心中惕惕而悸动，体肥面白，食少乏力，气短腿肿，甚则肢冷，舌胖白润，脉虚无力。用温阳益气化饮方法。

茯苓30克　桂枝10克　白术30克　炙甘草10克　桂心3克（研冲）

加减法：

若中气不足较甚者，可于方中加人参粉3克、黄芪20克，以益气助阳。

若命火衰微者，方中必加附子3～10克（先煎）、干姜3～10克、炒川椒3克。

（五）温胆和胃，镇惊安神

惊恐之后，心悸烦乱，坐卧不宁，饮食无味，寐中多梦，脉象弦滑。用温胆和胃，镇惊安神方法。

枳实6克　竹茹10克　半夏12克　陈皮6克　黄芩10克　茯苓12克　青黛末1.5克（冲）　珍珠母20克（先煎）

加减法：

若属热郁较重时，可加黄连3克（研冲），或马尾连10克。

若患者心气不足，体质又弱时，可加远志10克、炒枣仁

6克、太子参3～6克，但须注意，温补之药不宜多用。

不寐（七法）

不寐即“失眠症”。其表现不一，有彻夜不能入眠者；有半夜易醒者；有睡不安静者。其病因有从内伤不足而引起的，亦有因外感六淫而成的。

（一）养血益气，补益心脾

思虑过度，劳伤心脾，心血亏损，血不舍神，心神浮动，经常失眠，过劳则更甚，面色萎黄，体倦神疲，饮食无味，健忘心悸，脉象细弱。可用补益心脾方法，如归脾汤。

白术10克　党参10克　黄芪12克　当归10克　茯苓10克　远志10克　炙甘草10克　合欢皮12克

加减法：

若气虚较重者，可加重益气药的量，党参20克、黄芪30克、桂圆肉30克。

若血虚又兼心阴不足时，加入养血育阴之品，如旱莲草10克、炙女贞10克、桑寄生15克、料豆衣13克。

若消化不良，舌苔黄厚者，加焦麦芽10克、香稻芽10克、鸡内金10克、焦山楂10克。

（二）滋肾阴，抑虚火，泻南补北

阴虚火旺，肾虚水不制火，真阴不升，心火上亢，不能安寐，头胀眩晕，耳鸣心烦，口干津少，或有梦遗，舌红脉细数。可用泻南补北法。

阿胶珠12克　川黄连1.5克（研冲）　白芍20克　黄芩10克　合欢皮10克　沙参12克　麦门冬12克　生鸡子黄2个（搅入冲）

加减法：

若大便干结时，加知母10克、白芍加至30～40克、生地榆10克、生槐米10克。

若大便干燥并带有鲜血时，加瓜蒌30克、杏仁10克、桃仁10克、郁李仁10克。

若属血虚者，加当归10克、生熟地各20克、川芎10克、旱莲草10克、女贞子10克。

若虚热上扰时，加生龙牡各10克（先煎）、生石决明20克（先煎）。

(三) 泄胆宁神，其寐自安

胆热上扰，则心烦梦多，阵阵急躁，夜寐不宁，动则惊醒，脉象弦数，左关尤甚。泄其胆火，其寐自安。

竹茹10克　半夏10克　陈皮10克　茯苓12克　甘草10克　枳实3克　珍珠母30克（先煎）

加减法：

若舌红起刺，心火上炎时，加马尾连6克、黄芩6克。

若舌苔黄厚者，此挟胃肠滞热，当以清化通腑方法，方中加川军炭3克，或加焦麦芽10克、焦山楂10克、焦稻芽10克、神曲12克、鸡内金10克。

(四) 化痰降逆，和胃安寐

痰湿壅遏，胃气不降，胸中满闷，寐不得安，苔白腻厚，脉象濡滑且数。用化痰降逆和胃方法。

北秫米60克　半夏12克　炙草10克　陈皮10克　合欢花10克

加减法：

若痰湿化火，舌黄垢腻时，加黄芩10克、苏子10克、莱菔子10克、冬瓜子10克。

若属肝经郁热挟痰者，方中加蝉衣6克、僵蚕10克、蛇胆陈皮2管或0.6克（冲）。

若湿重而气分不足时，加香砂六君子丸，或橘红10克、苍术10克、茯苓20克。

（五）疏导化滞，肃降安神

滞热上迫，胃中不和，心神受扰，寐则惊醒不安，小儿尤甚。可用疏导化滞方法。

半夏曲 10 克　旋覆花 10 克（包）　陈皮 6 克　焦三仙各 10 克　莱菔子 10 克　大黄粉 0.5 克（冲）

加减法：

若滞热上迫，火热较重时，加黄芩 6 克、马尾连 10 克、竹叶茹各 3 克。

若兼肝热而心神不安者，加黛蛤散 10 克（包煎）、远志 10 克、茯苓神各 10 克。

（六）益气养心，安神定志

心胆气虚，体质薄弱，胆怯心慌，触事易惊，夜寐不宁，脉细弱略数。用益气养心，安神定志方法。

党参 6 克　沙参 12 克　菖蒲 10 克　远志 10 克　生龙骨 20 克（先煎）　生牡蛎 10 克（先煎）　珍珠粉 0.5 克　睡前服

加减法：

若舌红口干时，加沙参 10 克、麦门冬 10 克、五味子 6 克。

若属阳气不足，服上方效而不巩固，可于方中加桂圆肉 60 克（另煎，兑）、黄芪 30 克、桂心 0.5 克。

（七）养血行瘀，宁神定志

病后体弱，血分瘀阻，形体削瘦，面色萎黄，夜不安寐，舌淡有瘀斑，脉细弱。用本法治之。

琥珀粉 1 克（冲）　玳瑁 10 克（先煎）　当归 10 克　川芎 6 克　白芍 15 克　地黄 15 克　黄芪 20 克　白术 10 克　太阴元精石 3 克（研冲）

加减法：

若气分过虚，可于方中加人参粉 3 克。

若虚热化火，舌红口干时，加五味子 6 克、炒地榆 10 克、炒槐米10克、焦三仙各6克。

若舌苔垢厚时，可于方中加焦三仙各10克、鸡内金15克。

胸胁痛（六法）

胸胁痛，是指胸部、胁肋间疼痛的疾病。胸居阳位，内藏心肺，若胸阳受病，气机不畅，可以发生胸痛（包括《金匮要略》中所说的“胸痹证”），肝胆疾患可以导致胁痛。兹将胸痛、胁痛分述如下：

胸　　痛

（一）通阳化湿，辛香通络，以缓胸痛

素体阳气不足，胸阳不振，阴寒内盛，气机失于通畅，胸中痹结，胸背作痛，短气咳唾，呼吸不畅，舌苔白润，脉象沉迟。用通阳化湿，辛香通络方法，如瓜蒌薤白白酒汤。

瓜蒌20克　薤白头10克　白酒2～3滴（冲入药内）　旋覆花10克（包）　苏梗10克

（二）活血通络，以缓胸痛

心络受阻，血行瘀滞，气机不畅，不通则痛，发为胸痹。治用活血通络法以宣其痹。

柴胡6克　花粉10克　当归尾6克　炒山甲10克　桃仁6克　大黄粉1克（冲）　片姜黄6克　杏仁10克

（三）宽胸阳以畅气机，和血脉而缓胸痛

胸痹时发时止，为日已久，胸阳不通，络脉不和，治当宽胸通络。但临床用药，必须根据胸阳不通的机理而针对病因解决，不可一见胸阳不通就专用辛通之品。凡辛必散，过用辛通，则易伤心阴，与病无益，往往不能收到满意的效果。

旋覆花10克（包）　瓜蒌20克　薤白头12克　半夏12

克　郁金6克　红花3克　代代花6克　白檀香2克

加减法：

若因肝郁气结而发者，当加入调肝缓痛药物，如柴胡10克、香附10克、木香6克、桔梗6克、枳壳6克。

若兼火郁，当加清宣之药，如：川楝子10克、蝉衣3克、僵蚕10克、黄芩10克、香附10克、杏仁10克。

若有痰热阻遏，当加祛痰化湿药，如：苏子10克、莱菔子10克、白芥子6克、皂角6克、冬瓜子20克。

若属中阳不足，动则喘息者，加党参、黄芪、白术、茯苓等。

胁　痛

（四）调达气机兼以养血，疏通络脉而缓胁痛

肝主条达，其脉布两胁，若因悲哀恼怒，肝郁血虚，络脉失和，则可见两胁作痛，脉象弦滑，舌苔白腻。用调气养血，通络缓痛方法。

柴胡10克　当归须5克　赤白芍各10克　茯苓10克　旋覆花10克（包）　绿萼梅6克　生香附10克

加减法：

若肝郁化火，心烦多梦，口干且渴，舌绛苔黄，脉见弦数。可加苦泄理气之品，如金铃子散之类。

（五）养血柔肝，活血拈痛

久病体弱，肝血不足，血虚络脉失养，心烦便干，胁痛绵绵不绝，脉象弦细。用养血柔肝，活络缓痛法。

木瓜10克　白芍12克　当归10克　没药2克　旋覆花10克（包）　生地12克　生牡蛎15克（先煎）　茺蔚子12克　钩藤10克

加减法：

若有郁热时，当先清其郁热。

若有食滞内阻，当加消导药物，如保和丸之类。

（六）活血通络，以缓胁痛

肝气郁结日久，血随气凝，阻于络脉，两胁作痛，夜间尤甚，痛处不移，舌质暗红，脉象沉涩。可用活血通络方法，仿复元活血汤意。

柴胡 10 克　花粉 10 克　当归须 6 克　金铃子 10 克　苏木 10 克　香附 10 克　桃杏仁各 10 克　郁金 6 克

郁证（十一法）

郁证是指情志抑郁不畅而引起的疾病。朱丹溪认为：气血冲和，万病不生，一有怫郁，诸病生焉。这就说明怫郁是诸病之始，郁不除，气血不能冲和，疾病乃生。朱氏提出了六郁化火，影响脏腑经络，可以出现很多不同证候的观点。笔者认为：郁乃万病之始，郁不解，脏腑功能失调，气血不畅，必然生病。有郁就应调顺，但如何调顺，应当仔细研究。不是说，凡郁皆当理气，皆当辛散，皆当活瘀，皆当芳化，必须看清郁之本质，然后根据情况，分别论治。

（一）疏调气机，以畅胸阳

忧思喜怒，肝气郁结，胸阳不展，胸胁满闷，气滞不伸，口淡无味，舌苔白腻，脉象弦劲。用疏调气机，以畅胸阳方法。

苏梗 10 克　杏仁 10 克　半夏 10 克　厚朴 6 克　茯苓 10 克　郁金 6 克　旋覆花 10 克（包）

加减法：

若属血虚肝郁者，可考虑以养血为基础，按逍遥散方加减。

若属寒湿阻遏者，当从温化祛湿入手，不可单纯用疏气药。

若舌苔黄厚时，于方中加焦三仙各10克，或保和丸18克（包煎）。

（二）活血化血，通络缓痛

病久深入血分，络脉瘀阻不畅，胁痛日久，痛有定处，舌红口干，脉象沉涩。必当活血通络方法。

旋覆花10克（包） 当归须6克 桃仁6克 郁金6克 泽兰叶10克 桑枝20克 白檀香2克 紫降香3克

加减法：

久痛入络，用活血定痛，乃一般常法，若血虚时，当以养血为主，既养血又化瘀。

若胃肠功能欠佳时，少佐消导之品，以增强消化能力，俟气血通调，郁自开矣。

古人每用虫类药活血通络，效果甚好，以其破血搜剔血积也。

（三）理气机以开其郁，化痰湿而畅胸阳

痰湿郁阻不化，胸阳不得舒展，胸脘痞满，咳嗽痰多，痰白而粘，周身酸沉，舌苔白腻，两脉濡滑略沉。根据治湿当畅气机，化痰必须平胃的原则，拟以理气和胃法：

苍术6克 苏梗子各6克 川朴6克 陈皮6克 半夏12克 茯苓10克 远志10克 杏仁10克

加减法：

痰湿郁闭，以湿邪偏盛者，可酌用温药和之；以痰盛者就当化痰为主；若属郁结为主，必当开其郁结，则痰湿皆祛。

若湿邪偏重者，以二陈汤为主；若湿盛成饮者，小青龙汤也可用。

若痰盛郁闭气机，则当加用冬瓜子15克、白芥子6克，以化痰浊而展气机。

（四）火郁发之，热者清之，实者泻之，调其气机

火邪蕴郁不化，头晕心烦梦多，甚则目赤口疮，小便赤热，大便干结。当宣、清、下三法同用。

炒山栀10克 淡豆豉12克 防风6克 生石膏15克（先煎） 大黄2克（后下） 薄荷梗2克（后下） 竹叶茹各4克 鲜茅芦根各30克

火郁发之，热则清之，这是辨证的观点。若火郁不发，专用寒凉，往往热遏冰伏，延其愈期。凡郁不开，即闭门击盗，非为上策。

加减法：

若火郁较久，脉象细弦，当用疏调药物，配合清法，或配合甘润。不可看火郁日久，即用滋腻，防其恋邪，以至后果不佳。

（五）芳香宣化，苦温燥湿，少佐淡渗

湿郁则肺气不宣，三焦不得通畅，胸满闷而脘腹作胀，胃纳不甘，腰背酸楚，一身乏力，苔白腻，脉濡缓。用宣化、苦燥、淡渗法治之。

苏叶6克 藿香10克（后下） 佩兰叶10克（后下） 厚朴10克 半夏10克 杏仁10克 陈皮6克 滑石10克

加减法：

湿病早期，无寒、热之偏盛者，即以宣肺利三焦为法，使气行则湿化矣。

若湿邪郁久化热，根据热郁的程度、部位，酌情用药。在上焦可加防风6克、桑叶6克、菊花6克，兼以清上；在中焦以黄芩10克、黄连6克、栀子6克，以清化中焦湿热；若在下焦，即加黄柏6克、木通6克。

若体质阳虚，气分不足，可加温化益气之品，如桂枝3克、干姜3克、细辛2克。若寒湿日久，阳气大虚，又当以温寒化饮为主，加附子6克、干姜6克。若确为气虚，参、芪亦可重用。

（六）疏气导滞，以开其郁

情志不遂，运化失调，消化欠佳，饮食积滞不除，中脘闷满且胀，舌苔厚腻，脉象弦滑。用疏调气机，佐以消导方法。

苏叶6克　神曲10克　山楂10克　莱菔子10克　槟榔10克　枳壳6克　鸡内金10克　青陈皮各6克

加减法：

若食滞蕴久化热，可加川军粉1～2克（冲）。

若食积气滞，脘腹胀甚者，加木香3克、香附10克、大腹皮10克。

体质不足，中气已虚，可用香运疏通方法，如香砂枳术丸之类。

（七）疏肝理气，以缓胁痛

恼怒之后，胸胁刺痛，脘闷嗳气，胃纳不甘。用疏肝解郁方法。

南柴胡6克　当归6克　白芍9克　茯苓10克　香附10克　陈皮6克　佛手10克　薄荷2克（后下）　藕节15克

加减法：

若肝郁化热，心烦汗出，大便干结时，可加苦泄疏气之品，药如：川楝子10克、郁金6克。

若气滞不舒，嗳噫脘胀时，加木香3克、砂仁3克、梭罗子6克。

若胁痛较重，脉见弦滑，可用橘叶6克、绿萼梅6克，甚则用白檀香3克、紫降香3克。

若属气机不畅，胃气上逆者，方中加旋覆花6克（包）、苏梗6克、片姜黄6克。

（八）清泄肝热，理气缓痛

肝郁日久，邪已化热，口苦胁胀，中脘堵满，溲黄便干，脉象弦滑略数。用清泄肝热，理气缓痛方法。

丹皮10克　炒山栀6克　柴胡6克　黄芩10克　川楝10克　赤芍12克　茯苓10克　旋覆花（包）10克　代赭石10

克

加减法：

若肝木横伐脾土，脾不运化水湿，湿邪阻遏者，方中去代赭石、赤芍、黄芩，加陈皮6克、半夏曲10克、杏仁10克。

若舌苔黄厚，滞热内蕴，加保和丸15克（布包）。

（九）泄肝火，清胆热，兼以通便

肝气郁结，气郁化火，两目红赤，心烦口苦，唇角干裂，大便干结，舌红口干，脉象弦滑而数。用清泄肝胆火热方法。

龙胆草6克　炒山栀6克　黄芩10克　柴胡6克　川楝子10克　生地12克　白蒺藜10克　吴萸1.5克　马尾连10克

加减法：

若头目眩晕重时，加菊花10克、桑叶10克、钩藤10克。

若大便干结，甚则便血，加芦荟1克、大黄粉1克（冲）。

若血热皮肤发斑时，加白茅根30克、白头翁10克、生地榆10克、炒槐米10克。

（十）泄其肝热，潜其亢阳，以定眩晕

肝郁日久，阴分受灼，肝阳上亢，头痛较重，面赤心烦，舌红起刺，脉弦极而力弱。用泄有余、补不足方法。

羚羊角粉1克（冲）　钩藤10克　晚蚕砂10克　菊花10克　白芍15克　生地20克　竹茹10克　夏枯草10克　生铁落30克（先煎）　生石决明30克（先煎）

加减法：

肝热当清，阴伤当滋，下元亏损当填补，肝阳过亢时，又当以潜镇为急务。还须静卧休养，以期早愈。

（十一）滋养肝肾，以定抽搐

久病体弱，阴血大亏，络脉失其濡养，胁肋时痛，按之则舒，心烦多梦，甚则四肢抽搐。用滋养肝肾方法，以定抽搐，仿滋水清肝饮之意。

木瓜 10 克　钩藤 10 克　白芍 15 克　旱莲草 10 克　女贞子 10 克　生地 10 克　何首乌 20 克　生牡蛎 30 克（先煎）五味子 6 克

加减法：

若阴不足而虚热上扰时，仍当以育阴为主，以阴复则热自祛。方中加阿胶 6 克（烊化）、玉竹 10 克、熟地 10 克。

若热盛阴伤抽搐较重时，以凉肝柔养息风为主，忌用刚药。可加羚羊角粉0.5～1 克（冲）、白头翁 10 克、桑椹子 10 克。

癫、狂、痫证（五法）

癫、狂、痫证全是神经系统疾患，但病因不尽相同，症状上亦有所区别。癫证或悲或泣，如醉如痴，言语有头无尾，秽洁不知，积年累月不愈。狂证发则猖狂刚暴，骂詈不避亲疏，登高而歌，弃衣而走，逾垣上屋。痫证发则昏不知人，眩仆倒地，甚至瘈疭抽掣，两目上视，或作六畜之声。

癫证多由情志不遂，气郁生痰，心窍受阻，或因惊恐，神失所守而致。狂证实为暴怒忿郁，肝胆气逆，五志化火，炼液成痰，蒙蔽清窍，扰乱神明而成。痫证虽多先天遗传，亦有后天形成者，这种病的发生，主要由于肝热痰火而成，治疗时，应求本用药，同时饮食方面及精神因素，都须考虑，并应特别注意。

引起痫证的原因很多，如脑炎、脑膜炎、脑肿瘤、脑寄生虫病、脑外伤、一氧化碳中毒、高血压脑病等全能引起发作，这就是继发性癫痫。在 20 岁以前的青少年癫痫病，多有家族癫痫史，此多属原发性癫痫。

（一）泄痰热，清胆火，兼以开郁

气郁化火，炼液为痰，痰火上扰，心窍不开，故言语无序，哭笑无时，甚则不知秽洁，脉多弦滑而实，舌苔老黄垢厚，发为癫证。治之当以清泄痰火郁热为法。

菖蒲10克　郁金6克　前胡6克　醋炒香附10克　苍术3克　黑山栀6克　神曲12克　朱茯神10克　川楝子12克　矾3克（打成小粒，药汤送下）

加减法：

在早期着重于开郁，第一是改变引起情志郁结的环境；其次是对郁结进行治疗。根据郁结、郁热、郁火、痰热等不同情况，随证治之。

中期或后期，必须以泄热化痰为主，一定禁食辛辣油重之味。

（二）清心热，泄痰火，以求神清

心经郁热，心烦躁动，自觉口鼻气热，神志忽明忽昧，口干舌红尖部起刺，脉细弦小数。用清泄痰火方法。

莲子心6克　竹叶卷心3克　竹茹10克　蝉衣6克　郁金6克　菖蒲6克　远志10克　丹参12克　茯神12克　珍珠母30克（先煎）　牛黄清心丸2丸（分2次服）

加减法：

若热郁阳明气分，口渴思凉，汗出，脉洪大有力。当以白虎法，先清气分之热，缓议清心化痰方法。

若阴分不足，虚热上灼时，当以滋水育阴为治，可加生地10克、沙参10克、元参10克、知母10克、花粉10克。苦寒泄降之品暂时减用或不用。

若老年患者，或素体阴虚，形瘦骨立，脉象细弦者，当用甘寒养阴方法，以沙参10克、生白芍10克、玄参10克、地黄10克为主药。

（三）平肝清热，苦泄痰火

狂证多因忿郁暴怒之后，痰火郁热，上蒙心窍，骂詈不避亲疏，两目红赤，舌红苔黄，脉象弦滑有力。可用平肝清热，苦泄痰火方法。

青礞石 15 克　生铁落 20 克（先煎）　黄芩 10 克　大黄粉 1 克（冲）　胆南星 10 克　菖蒲 10 克　远志 10 克　川贝粉 3 克（冲）　瓜蒌 30 克

加减法：

狂证的早期，以郁为主时，治当解其郁结，使郁解热减而病可愈。

若体质壮实，可用开郁祛痰泄热方法。若体质偏弱时，当于泄火之中佐用甘寒育阴之品。

若患者湿郁较重，甚则湿中偏寒，即以开郁化湿祛痰为治，不可过用苦寒之品。

（四）泄火热，荡积滞，豁痰通腑

狂者体质强实，胃肠滞热较重，痰火上扰，大便干结，小溲赤热，脘腹胀满，舌苔黄垢且厚。治当泄火热，荡积滞，豁痰通腑法。

枳实 6 克　芒硝 6 克（冲）　生大黄 9 克　青礞石 15 克　黄芩 12 克　菖蒲 6 克　木香 6 克

加减法：

若抽搐者，加羚羊角粉 2 克（冲）。

狂证早期体质强实，苔黄垢厚，大便恶臭者，也可用本方。若神志不清者，可加紫雪散 1.5 克（冲），或安宫牛黄丸 1 粒，或局方至宝丹 1 粒送服。

若发病时间较久，正气不实，大便不干结者，切不可峻攻，亦不可过用苦寒，宜根据脉、舌，用清化痰浊，少佐解郁方法，仍须改变生活环境，节制饮食。

若肝热较重，或抽搐发声者，用羚羊角粉 2 克（冲），亦可代之以珍珠母 30 克（先煎）、钩藤 10 克、龙胆草 3 克、木瓜 10 克。

（五）清肝经风热，除内郁痰火，息风定搐止痫

痫证亦称癫痫，俗称“羊痫风”，本病发无定时，发则神志丧失，面色苍白，四肢抽搐，两目上吊，颈项强直，牙关紧闭，口流涎沫，发出六畜之声，苏醒后短时间头晕头痛，一日数发，数日一发，数月一发，数年一发者皆有之。休止期精神正常。原发性癫痫，多在青少年，有家族史；继发性癫痫，除脑病、中毒之外，多属于风热痰火一类的原因，可用清风热，除痰火，息风定搐方法。

钩藤 12 克　天竺黄 12 克　胆南星 12 克　全蝎 2 克（研冲）　蜈蚣 1 条　竹沥 30 克（冲）　珍珠母 30 克（先煎）

加减法：

若舌苔老黄糙厚，大便干结者，必先通导肠胃，再清肝热，可用苦寒通腑，或间用消导之品。

若久病体弱时，当考虑以养血柔肝，调和胃肠为法，不可用攻泄药物再伤其正。

癫、狂、痫一类疾病，必要时应当请神经科医生多方面检查。中医治疗，一定要细致辨证及设法改变不良的环境与习惯，才能收到满意效果。

厥证（五法）

厥包括昏厥和肢厥。昏厥，是指一过性昏倒，不省人事，面色苍白，经过一段时间后，逐渐苏醒，醒后无其他后遗症。肢厥，是指四肢厥冷。因为昏厥与肢厥在某些疾病中往往同时出现，故可以统称为厥证。在临床上，可分为气厥、痰厥、食厥、寒厥及热厥等类型辨证施治。

（一）宣郁泄热，以解其厥

素体强实，由于暴怒之后，气机一时逆乱，突然昏倒，口噤握拳，呼吸气粗，面色暗浊，口唇青紫，四肢逆冷，小溲赤热，舌红苔黄，脉象沉涩带有弦象。先用乌梅擦牙，并急刺人中、合谷、十宣等穴，再用冷开水调送苏合香丸半粒，以开其闭，如无苏合香丸，用下方亦可。

柴胡 6 克　芍药 15 克　枳实 6 克　甘草 6 克　菖蒲 6 克　牛黄清心丸 2 丸（分 2 次服）

加减法：

若脉象弦实，舌苔黄厚，大便秘结时，可先用承气汤急下通腑。

（二）疏调气机，以解肝郁

上证缓解之后，仍胸膈满闷，脉象沉涩。当继用舒展气机之品，以解肝郁。

苏子梗各 6 克　旋覆花 10 克（包）　杏仁 10 克　郁金 6 克　生香附 10 克　青陈皮各 6 克　白檀香 3 克　紫降香 3 克　川楝子 10 克

加减法：

如热郁于内，脉象弦数，口干渴饮者，加生石膏 10 克（先煎）、花粉 10 克、瓜蒌 30 克。

若体弱气虚者，檀香、降香、香附等散气之品皆应少用或不用，以代代花 6 克、绿萼梅 6 克代之。

（三）调气机，养气血，标本兼顾

体质薄弱，气血早衰，恼怒之后，气机不畅，一时昏厥不醒，口噤气促，面色青白，四肢逆冷，舌苔白腻，脉象沉伏。先用指压人中、合谷，继用温水调服苏合香丸 1/4 丸，或玉枢丹 0.3 克。虚人不可专用散气之品，半小时后再服人参粉 3 克以扶其正，再予八珍汤合逍遥散，养气血，调气机以善其后。

柴胡 6 克　白芍 12 克　当归 10 克　茯苓 10 克　党参 10 克　白术 10 克　炙草 3 克　旋覆花 10 克（包）　炙鳖甲 12 克（先煎）　生牡蛎 15 克（先煎）

加减法：

若气郁较重时，党参、白术暂不用，仍须先以调肝为主。

若热郁不解时，可加黄芩 10 克、栀子 6 克、川楝子 10

克。

(四) 顺气豁痰，开郁解厥

体丰痰湿素盛，忽然气闷痰鸣，昏厥不醒，脘腹胀满，舌苔垢腻，脉象弦滑有力。用顺气豁痰方法。

胆南星10克　天竺黄10克　钩藤12克　陈皮6克　枳实6克　半夏10克　郁金6克　苏子12克　生海石12克　莱菔子10克

加减法：

若痰浊上蒙头眩，可酌加晚蚕砂10克、炒皂角子6克。

若有食滞化火者，可加大黄粉0.5克、元明粉1克（冲）。

(五) 温经散寒，疏调气机

素体薄弱，天气严寒，头晕目花，甚则四肢逆冷，面青不渴，倦怠乏力，脉虚弱沉迟。此气血不足，阳气不能布达于四肢，可用温经散寒方法。

川桂枝10克　淡附片6克（先煎）　吴萸6克　干姜6克　党参10克　生牡蛎15克（先煎）　白芍12克

加减法：

若气血不足，寒邪过盛者，可加川椒3克、肉桂子3克、附片加至10～20克（先煎）。

如气虚脉濡者，加党参至30克、黄芪30克。

痿证（四法）

痿证是指筋脉弛缓，手足痿软无力，或只是两足痿弱，不能站立。这与周身关节作痛的痹症迥然不同。

关于痿证之成因，《素问·痿论》说："肺热叶焦，发为痿躄"。并指出：五脏气热，都可以伤其所主，各自成痿，所以有筋、骨、脉、肌、皮五痿之称。由于湿热浸淫也能导致本病，所以《内经》里记载："湿热不攘，大筋緛短，小筋弛长，缨短为拘，弛长为痿”。《内经》里又有“治痿独取阳明”的说法，阳明为多气多血之经，又为宗筋之总会，阳明虚则宗筋纵，宗筋纵则不能束骨而利机关，故足痿不能用也。

（一）甘寒润燥以缓肺叶之焦，苦甘清热而治宗筋之纵

肺热熏灼，阴津大伤，故称“叶焦”，多发生在温病之后。阴分大伤，心烦口渴，呛咳喉干，溲赤便结，舌红苔黄，脉象细数，或兼濡滑。治疗当以清热润燥方法。

百合 12 克　玉竹 12 克　麦门冬 10 克　沙参 12 克　杏仁 10 克　花粉 12 克　防风 6 克　木瓜 12 克　山栀 6 克

加减法：

若在热郁阶段，仍须加用疏风开郁之品，以治其火郁，俟郁热解，再行甘润清养之。

若在早期，当用清化之品，后期必佐用活血通络之药。

若有滞热之时，导滞化瘀通络必当应用，如：保和丸、赤芍、茜草、红花之类。

（二）疏风化湿以活血脉，苦甘泄热缓其痿躄

外因雨湿浸淫，或湿热蕴郁不化，络脉失和，胸脘痞闷，身重面赤，小溲赤热，下肢痿软无力，大便不畅，舌白苔黄，脉象沉濡按之略数。用清化下焦湿热方法，仿加味二妙散意。

苍术 6 克　黄柏 12 克　防风 10 克　防己 12 克　丝瓜络 10 克　萆薢 12 克　桑枝 30 克　焦三仙各 10 克　桃杏仁各 6 克

加减法：

若在湿郁早期，以疏风祛湿为主，必须开肺气而利三焦，湿郁化则热自开泄。就是在湿热郁结之后期，也不可专用苦燥药，防其燥烈助热耗阴。

后期仍以活血化瘀为治，或养血活血，以养血通脉，祛其余湿。

若有血瘀食滞，可加焦三仙各 10 克、大黄粉 0.5 克

(冲)，既化滞又祛瘀，且泄热邪。

(三) 填精益髓以治其本，活血化湿兼调肠胃

老年肝肾两亏，或中年肝肾不足，湿郁不化，腰背经常酸痛，遗精早泄，头晕且眩，虚热枯痿，舌红口干，脉象细数。可用填精益髓方法，仿六味地黄丸加虎潜丸之意。

荆穗炭 10 克　防风 6 克　生白术 10 克　黄柏 6 克　赤白芍各 10 克　芡实米 25 克　桑寄生 15 克　石楠藤 15 克　熟地黄 15 克　破故纸 12 克　浓煎分 3～4 次服

如服有效，当考虑用丸药缓调。

附：丸方

熟地 60 克　山萸肉 20 克　茯苓 60 克　山药 60 克　丹皮 30 克　荆穗炭 30 克　防风 30 克　龟甲胶 30 克　黄柏 20 克　赤芍 60 克　当归 60 克　苍白术各 20 克　芡实 30 克　桑寄生 60 克　石楠藤 60 克　破故纸 30 克　菟丝子 30 克　红花 10 克　茜草 30 克　炒地榆 30 克　生地龙 60 克　蛴螬 10 克　焦三仙各 60 克　玉竹 20 克　半夏 30 克　陈皮 30 克　砂仁 10 克　木香 15 克

上药共研细末，用丝瓜络 60 克、桑枝 100 克、伸筋草 60 克　蜣螂 10 克，煎汤拌匀凉干，再研极细，加上肉桂粉 10 克拌匀，炼蜜为丸。每丸为 6 克，每日早、午、晚各服 1 丸，黄酒 3 克、白水 10 克送下。如遇感冒暂停丸药。每早活动，散步 1～2 小时。

(四) 养气血缓其痿软，祛湿痰兼以活络

久病气血双亏，筋骨痿软无力，再兼痰湿内阻，行动更为艰难。或病后、产后体质薄弱，血虚经络失养，阴虚相火内炽，血行不畅，久则筋骨痿软，下肢尤甚，脉象涩滞不畅，或沉细且弦，按之无力，略有数象。当考虑丸药缓调。

早服：十全大补丸 9 克。

晚服：知柏地黄丸 9 克。

配膏滋药：附方

党参60克　黄芪100克　茯苓60克　白术60克　炙甘草30克　当归60克　白芍60克　川芎60克　熟地60克　苍术20克　苡米60克　知母20克　肉桂20克　防风20克　补骨脂30克　川续断60克　杜仲60克　牛膝20克　萆薢30克　羌活30克　石楠藤60克　丝瓜络30克　桑枝60克　伸筋草30克　茜草30克　乳香6克　地龙60克　忍冬藤60克　红花10克　苏木20克　马鞭草30克　片姜黄30克　焦麦芽60克　焦神曲60克　鸡内金60克　花槟榔30克　泽泻30克

上药如法炮制，共入紫铜锅内，用武炭火，浓煎至气相透，滤净渣滓，再将药汁浓煎，去其水分，浓缩至1000ml左右，再加肉桂末3克、砂仁粉5克、珍珠粉3克，蜂蜜半斤，冰糖500克收膏，以滴水成珠为度。俟凉，放入玻璃瓶内，勿凉，保持低温，每早服一羹匙，白开水化服。如病情有变化，或有新病等，皆暂停服。

痹证（六法）

痹者，闭也。是阻塞不通的意思。痹证是指外邪侵袭，痹阻络脉，而致周身肌肉关节疼痛、肿大、沉重一类的疾患。《内经》指出："风寒湿三气杂至，合而为痹也。其风气胜者为行痹，寒气胜者为痛痹，湿气胜者为著痹也"。又有从筋、骨、脉、肌、皮分为五痹者。这全是从邪气的性质或中人的部位浅深不同而定的。

（一）祛风散寒以通其络，和络化湿而缓疼痛

行痹的症状，以肢体疼痛，痛无定处，游走不定，甚则关节肿大为特点，舌多白腻滑润，脉象浮数（或浮紧、沉紧等）。治疗必须以祛风为主，并与散寒、化湿、止痛相结合，仿防风汤意。

羌独活各4克　桂枝10克　当归10克　防风6克　秦艽6克　葛根10克　桑枝30克　细辛3克

加减法：

若体痛较重，肢冷无汗时，加麻黄3克。

若寒邪较重，舌胖滑润，下肢逆冷时，加附片6克（先煎）、吴萸3克、干姜6克。

若阳虚气弱时，加黄芪20克、炙草乌3克、党参3克。

（二）散其寒邪，化其湿郁，疏风拈痛

痛痹以关节疼痛为主，得热则舒，遇冷则急，皮肤不红，触之不热，溲清长，便溏薄，舌白滑，脉弦紧。用散寒祛湿，疏风拈痛方法。

麻黄3克　桂枝10克　川草乌各3克　细辛3克　羌独活各3克　川芎10克　红花6克

加减法：

若病人血压较高时，慎用麻黄，可改为苏叶6克、鸡血藤10克、乳香3克合用。

若寒邪较重时，加重桂枝之量，再加肉桂子3～6克。

（三）除湿郁以缓疼痛，祛风邪而活其络

着痹是肌肤麻木不仁，肿痛沉重，痛处不移，苔白滑润，脉象沉濡。此属湿邪留着，用除湿缓痛，祛风活络方法。

麻黄3克　桂枝6克　防风6克　苍白术各12克　炒苡米30克　干姜3克　桃仁泥10克

加减法：

若湿邪留着络脉者，必当重用疏风化湿，再加活络通达之品。

如有积滞不化，湿阻络脉者，当以化滞活络方法，可加莱菔子6克、白芥子6克、焦麦谷芽各10克等。

（四）清邪热兼以疏风，活血脉而定痹痛

热痹关节红肿且痛，扪之灼手，得冷则舒，或起红斑结节，身热心烦，时或憎寒，甚则壮热口干，关节红肿灼热日重，痛不可近，咽红肿痛，甚则疼痛，舌质红，苔糙厚，尖红起刺，脉象弦滑而数。根据热之轻重，考虑用疏风清热，活血通脉方法。

防风 3 克　苍术 3 克　知母 6 克　桂枝木 3 克　荆芥 6 克　赤白芍各 10 克　石楠藤 15 克　丝瓜络 10 克　桑枝 30 克　大黄粉 1 克（冲）

加减法：

若是湿热痹在气分时，当用清热化湿行气方法，以使气行湿化。热重时用白虎加苍术汤；湿重时用宣痹汤加苏叶。

若热在血分，可加茅根 20 克、炒地榆 10 克、炒槐花 10 克、鬼箭羽 10 克。

若属滞热不清，以清化湿滞为主，方中加鸡内金、焦麦谷芽、花槟榔、六神曲等。

（五）祛瘀浊兼以化痰，活血脉以改畸形

关节肿痛日久，遇冷加重，竟致畸形。此血凝脉络，痰浊阻涩，气分不通，气血运行不畅之故，用祛瘀化痰活络方法。

南星 6 克　半夏 10 克　杏仁 10 克　苏叶子各 10 克　莱菔子 10 克　白芥子 6 克　猪牙皂 6 克　桃仁 6 克　蛴螬 3 克

加减法：

若体弱气虚时，可将药量减轻，或每日半剂，或每隔 1～2 日服 1 剂。

若体质过弱，可于上方中加当归 10 克、生黄芪 15 克、赤芍 10 克、茜草 10 克、片姜黄 6 克。

若湿痰蕴热尚重时，可于方中加大黄粉 1～2 克、鸡血藤 20 克、郁金 6 克。

（六）益气补虚以治其本，养血活络而缓疼痛

久病络脉失养，痹证络脉失和，正不足，气血虚，营虚肌肉失养，卫虚皮肤枯涩，久则肌肉萎缩削瘦，可用养气血、活络脉方法，仿桂枝黄芪五物汤方。

桂枝6克　黄芪15克　党参10克　独活6克　川芎6克　当归10克　赤芍12克　熟地12克　牛膝6克　杜仲10克

用养血益气药，首先一定要看清有无其他邪气阻塞络脉，如郁热、痰浊、气郁、食滞、瘀血等，必须先祛其有余，再调其脾胃，嘱其逐渐锻炼，令其血脉通畅，再行调补。

疟疾（四法）

疟疾由疟蚊传染，是传染病之一。在热带及环境卫生差的地区发病率高，北京地区，只有夏、秋季节发作。祖国医学认为是温邪阻滞，少阳枢机不利为患。疟发则寒热交作，先是毛孔栗起，继而呵欠乏力，接着寒颤鼓颔，寒从背与手梢开始，肢体酸痛。寒去则内外皆热，全身烧灼如焚，头痛如裂，面赤唇红，烦渴饮冷，胸胁痞满，口苦呕恶，终则遍体汗出，热退而解。有一日一发者，有间日一发者，也有三日一发者。中医对疟的认识，不是全凭找疟原虫为准，只要有症状，查不出疟原虫也可诊断为疟，常见的可分正疟、温疟、牝疟及疟母，一般用和解方法进行治疗。

（一）和解少阳，以退寒热

正疟发作先是毛孔栗起，继而呵欠，寒战鼓栗，从背部及指尖开始，寒去则内外皆热，身热如焚，头痛欲破，面赤唇红，烦渴饮冷，胸胁痞满，口苦呕恶，终则遍体汗出，热退身凉。脉象在发冷时见沉弦，发热时多洪数，汗出热退后脉转平静。治疗可用和解转枢方法。

柴胡9克　黄芩9克　青皮6克　厚朴6克　半夏10克　青蒿10克　草果6克　生姜6克　大枣5枚

加减法：

若由暑湿寒滞互阻不化，荣卫失调，可用芳香宣化，苦温燥湿方法。

若寒湿积滞较甚，湿遏热伏，舌白苔腻如积粉质绛者，可苦温与苦寒药物并用，温燥其寒湿，苦泄其郁热。

（二）疏表清里，以退寒热

温疟定时发作，热多寒少，或但热不寒，烦渴时呕，得汗而解，舌质红尖绛苔浮黄，脉象弦滑且数。此暑热蕴郁，可用疏表清里方法，仿白虎加桂枝汤意。

生石膏 40 克（先煎） 桂枝 10 克 知母 10 克 粳米 30 克 甘草 6 克 草果 10 克 槟榔 12 克

加减法：

若确属阳明热盛，方中石膏可加量至 60～90 克（先煎）。

若苔白腻者，属湿郁，用寒凉药物宜慎，不可过量，防其遏郁湿邪。

若有暑热，可先用芳香清暑定呕，余缓治之。

（三）温寒化湿，和解少阳，以退寒热

牝疟是暑季过食生冷，寒湿偏盛，阻于少阳，故寒甚热微，或但寒不热，乏力嗜卧，胸胁痞满，口干不欲饮，舌胖嫩苔白滑液多，脉象沉迟，按之弦劲。用温寒化湿，和解少阳方法，以退寒热，宗柴胡桂姜汤意。

柴胡 10 克 桂枝 10 克 干姜 3 克 黄芩 10 克 半夏 10 克 草蔻 6 克 生牡蛎 15 克（先煎）

加减法：

若有暑湿未解，脉象濡缓，头晕乏力，时作呕恶者，可加芳香祛暑之药，如藿香 10 克（后下）、佩兰 10 克（后下）、荷叶梗各 6 克。

若寒湿、寒积较重，舌苔白厚，状如积粉，质不红绛，可加重温药之量，化滞攻积药如焦三仙、槟榔等亦可加入。

（四）逐瘀化痰，调和气血，软坚消痞

疟疾发病已久，胁下癥块，扪之有形，推之不移，名曰疟母，有时寒热往来，时发时止，脘腹不舒，形体日渐消瘦，面色萎黄，胃纳不甘，脉见细弱，沉取略弦。用逐瘀化痰，调和气血，软坚消痞块方法。仿鳖甲煎丸意。

炙鳖甲 10 克（先煎） 旋覆花 10 克（包） 赤芍 10 克 苏木 10 克 当归 10 克 川芎 10 克 焦山楂 16 克 香附 10 克 柴胡 6 克 黄芩 10 克 浙贝母 10 克

俟病状平稳，可配丸药缓调。

肝脾肿大的病人，应当以调和气血为法，并宜注意饮食冷暖，经常活动，锻炼身体，以宣通气血为主，切不可专以攻瘀化痞，与病无益。

温病证治

温热病

卫分证治（四法）

（一）辛凉清解，以退其热

风热之邪，侵袭肺卫，发热，头痛，微恶风寒，无汗或少汗，或汗出不彻，咳嗽，咽红或痛，口微渴，舌边尖红，苔薄白，脉浮数、或数。用辛凉清解法以宣肺退热。

薄荷 1.5 克（后下） 前胡 6 克 银花 9 克 连翘 10 克 淡豆豉 10 克 牛蒡子 3 克 芦根 20 克 竹叶 3 克

加减法：

若身热头痛较重，舌苔薄白略腻，二便如常，咽不红痛者。方中加苏叶 6 克，或加荆芥穗 3 克。

若咽红痛重时，加盐青果 6 克、苦桔梗 6 克、生甘草 6 克。

若热郁较重，脉滑数，口干渴者，加桑叶 10 克、菊花 10 克、白蒺藜 10 克。

若口干渴较重，阵阵有汗，脉象滑数有力者，可加生石膏 12 克（先煎）。

若咳嗽较重，痰吐不多者，加杏仁 10 克、浙贝母 10 克、苏子10克。

（二）辛凉宣肺，清肃止咳

风热之邪侵犯于肺，肺失宣降，身热不甚，但咳，口微渴，舌苔薄白，脉象数而略浮。用辛凉宣肺，清肃止咳法。

薄荷3克（后下）　杏仁10克　桑叶10克　菊花10克　连翘10克　苦梗10克　芦根20克　杷叶10克　前胡6克

加减法：

若兼气分热，口渴汗出者，加生石膏15克（先煎）、知母6克。

若热甚口渴，加黄芩10克、大青叶15克、花粉10克。

若舌绛心烦，脉象细数，初入营分时，加玄参15克、茅根20克、生地黄10克。

若热入营分，舌绛脉细数，口干不甚渴时，去薄荷、前胡，加麦冬10克、生地15克、玉竹10克、丹皮10克、沙参10克。

（三）清润宣降，肃肺止咳

外感温燥之邪，消耗肺津，发热微恶风寒，头痛，口渴，咽干鼻燥，咳嗽少痰或干咳无痰，尿少色黄，舌尖边红，苔薄白而干，脉浮数而右部略大。当用清润宣降法，以止其咳。

沙参10克　浙贝母10克　桑叶10克　杏仁10克　香豆豉10克　炒栀皮6克　前胡6克　鲜梨1个（连皮去核切片入煎）

加减法：

若干咳而痰中带有血渍时，加茅根20克、川贝母粉3克（冲）、黄芩10克。

若干咳而痰黄且粘，难咯时，加炙杷叶15克、旋覆花10克（包）、黛蛤散10克（包）、瓜蒌仁20克。

若舌绛，脉数而有力时，加生桑皮10克、地骨皮10克、玉竹10克、麦冬10克。

若咳而胁痛时，加甜葶苈3克、金橘叶6克、大红枣5枚。

（四）滋阴液兼以疏表，清温邪而退其热

素质阴亏，津液不足，又感温热邪气，重伤津液，发热，微恶风寒，头痛咳嗽，干咳心烦，口渴咽干，尿少而黄，舌红干瘦，脉象细数。津亏无以滋汗，汗源不足，故汗少或无汗。必须用滋阴解表方法，仿加减葳蕤汤。

生葳蕤10克　葱白6克　嫩白薇10克　苦桔梗10克　淡豆豉12克　前胡6克　炙草6克　沙参10克　杏仁10克

加减法：

若口干心烦，脉象细数时，加生地黄15克、丹皮10克、麦冬10克。

若舌绛口干，心烦有汗，脉数而有力，加生石膏12克（先煎）、生地15克、知母6克、花粉12克、茅芦根各15克。

若舌苔根黄且厚时，加焦三仙各10克、鸡内金10克、或加炙杷叶15克、保和丸15克（布包）。

若津伤较重，唇干而裂时，加川石斛20克、西洋参粉3克（冲）。

气分证治（二十六法）

（一）清宣肺热，化痰平喘

温热邪气内壅于肺，身热恶热，汗出口渴，咳喘气急，甚则鼻翼煽动，胸胁满闷，痰白粘稠或黄，舌红苔黄，脉象滑数。热灼肺津，炼液成痰，痰阻气道，故咳喘且热，必清肺化痰，以止喘咳。

麻黄1.5克　杏仁10克　生石膏20克（先煎）　生甘草6克　前胡6克　浙贝母10克　苏子10克

加减法：

若肺热盛而痰黄粘稠时，加黄芩10克、瓜蒌20克、黛蛤散10克（包）、生海石15克。

若血压较高，经常头眩者，去麻黄，加苏叶10克、炙杷叶15克。

若恶寒重而无汗者，麻黄加量。

若胸胁胀痛，脉弦滑有力时，加甜葶苈3克、莱菔子10克、白芥子3克、冬瓜子20克。

若舌苔黄厚且垢时，加消导之品，如焦三仙各10克、焦槟榔6克、鸡内金10克、皂角3克。

(二) 清肺涤痰，逐瘀排脓，以定喘咳

风热外袭，痰热内结，热郁于肺，发为肺痈，吐脓血臭痰喘息胸痛，舌苔黄腻，脉象滑数。用清肺涤痰，逐瘀排脓法。

苇茎（粗芦根）40～60克　薏苡米20克　冬瓜子30克　桃仁10克　苦桔梗20克　生甘草10克　鱼腥草20克　地丁10克　犀黄丸3克（分服）

加减法：

若热重脓成，脉象有力，方中加银花20克、连翘10克、黄芩10克、败酱草30克、川贝母3克（研冲）。

若热减而痰血仍多，加赤芍10克、白头翁10克、片姜黄6克、杏仁10克、三七粉3克（冲）。

若脓已排，气血不调，以调养气血为务，方中加当归10克、赤白芍各10克、川芎3克、茜草6克、苏木3克。

(三) 清肺热兼以润燥，肃喘咳而止痰红

燥热伤肺，发热头痛，干咳无痰，或痰少而燥，甚则痰中带血丝，喘息气急，鼻燥咽干，心烦口渴，胸胁疼痛，少气乏力，舌边尖红，苔薄黄而干，脉象细弦小数。此燥热耗气，肺津亏损之证，宜清肺润燥法。

沙参20克　杏仁10克　麦冬10克　生石膏10克（先煎）　桑叶10克　炙杷叶15克　旋覆花10克（包）　瓜蒌仁30克　阿胶10克（烊化）

加减法：

若老年气分太亏，脉象轻取濡软，沉取弦细，舌苔尚润，方中加太子参 6 克，或用西洋参粉 3 克（分服）。

若燥势较甚，大便干结，舌绛干裂，加知母 6 克、天冬 10 克、郁李仁 10 克、川石斛 10 克。

燥热阴伤，消化欠佳，舌苔老黄根厚时，加焦三仙各 10 克、黛蛤散 10 克（布包）、黄芩 10 克。

（四）宣肺清暑，兼止咳喘

暑热犯肺，身热头晕，咳喘少痰，胸胁闷痛，心烦口渴，苔薄黄，脉数两寸有力。用宣肺清暑方法。

前胡 6 克　牛蒡子 6 克　川贝母粉 3 克（冲）　马兜玲 3 克　杏仁 6 克　瓜蒌皮 10 克　佩兰叶 12 克（后下）　桔梗 6 克　桑叶 10 克

加减法：

若暑热在卫分，有恶寒发热，头晕恶心者，可加苏叶 6 克、藿香 10 克（后下），以疏表宣阳。

若暑热挟湿，苔白胸闷时，加半夏 10 克、陈皮 6 克、茯苓皮 10 克、冬瓜子 30 克。

若小溲赤热，湿热互阻，水道不利，方中加用益元散 10 克（布包入煎）。

（五）宣郁折热，以畅胸阳

热郁于胸膈气分，或气分高热已解，余邪郁于胸膈，身微热，心烦懊侬，坐卧不安，胸闷欲吐，苔薄而略黄，寸脉较大。此余热扰于胸中，胃气失于和降，用宣郁折热方法。

炒山栀 10 克　香豆豉 12 克　前胡 6 克　芦根 20 克　竹茹 10 克半夏 10 克

加减法：

若气分郁热不解，卫气失和者，仍须疏调气机，可加苏梗 10 克、杏仁 10 克。

若气分之热较重，心烦夜不入寐，方中加川连 3 克、朱灯芯 1 克。

若舌苔浮黄，根部略厚，热郁不解，积滞不消者，当加焦三仙各 10 克，或保和丸 15 克（包）。

（六）凉膈泄热，兼以通腑

气分热邪，壅于胸膈，化火灼津，微兼腑实，身热恶热，烦躁不安，胸膈灼热如焚，唇焦咽燥，口渴，咽喉肿痛，口舌生疮，面红目赤，小便短赤，大便秘结，舌心干，四边色红，苔黄燥，脉数有力。用凉膈泄热通便法。

薄荷 2 克（后下） 黄芩 10 克 山栀仁 6 克 生甘草 6 克 连翘 10 克 川大黄粉 2 克（冲） 前胡 6 克 杏仁 10 克 芦根 20 克

加减法：

若胸膈闷堵，气机不畅，加苦桔梗 6 克、枳实 6 克、瓜蒌皮 20 克。

若大便干结，腹中不舒，舌苔老黄根厚，用大黄 3～5 克（后下）、元明粉 3 克（冲）、瓜蒌仁 30 克。

（七）清痰热以消痞满，宽胸阳以散其结

热邪蕴郁，与痰水相结于胸中，身热恶热，头晕面赤，胸脘痞满，按之作痛，渴欲冷饮，饮不解渴，得水则呕，便秘溲短，舌苔黄腻而滑，脉象滑数有力。此属痰热结胸之证，可用清热化痰散结方法。

黄连 6 克 瓜蒌 20 克 枳实 4 克 半夏 12 克 旋覆花 10 克（包） 片姜黄 6 克

加减法：

若胸中气机阻滞甚者，加苦桔梗 6 克、杏仁 10 克、炙杷叶 15 克。

若舌苔白腻滑润，胸中堵闷，意欲太息，可加制厚朴 6 克、佛手片 10 克、苏藿梗各 6 克。

（八）清热生津，达热出表

手太阴肺与足阳明胃无形热邪弥漫，高热恶热，面赤心烦，或喘息气急，大渴饮冷，蒸蒸汗出，舌苔黄燥，脉洪大而数。可用辛凉重剂清热生津法，以达热出表。

生石膏 30 克（先煎） 知母 10 克 生甘草 10 克 粳米 30 克 大青叶 15 克 花粉 15 克 芦根 20 克

加减法：

若高热汗出过多，津液大伤，脉大而芤，背微恶寒，或气喘短促，可于方中加沙参 30 克，重者可加太子参 15 克或西洋参粉 3 克（冲）。

若汗出过多，肺气大伤，微喘鼻煽，脉象沉弱者，可加党参 10 克、五味子 10 克，甚者加人参粉 3 克（冲）。

（九）清涤暑热，益气生津

暑伤津气，气短似喘，倦怠神疲，身热汗出，口渴心烦，尿少而黄，舌红少苔，脉虚细无力。用清涤暑热，益气生津法。

北沙参 30 克 石斛 10 克 麦冬 10 克 黄连 1.5 克 竹叶 3 克 知母 6 克 甘草 10 克 粳米 30 克 西瓜翠衣 60 克

加减法：

若津气耗损较重者，可加沙参 60 克、太子参 10 克，以两顾气津，甚则加西洋参 6 克（另煎兑入）。

若舌红口干，心烦急躁，可加五味子 10 克、生牡蛎 20 克（先煎）。

（十）补气生津，敛阴固脱

气分高热，伤津耗气，导致正气欲脱，身热骤退，大汗不止，少气不足以息，脉微欲绝。若津血内乏，而气独浮于外，则脉亦见散大无根。急用补气生津，敛阴固脱方法，冀以挽回生机。

红人参 10～20 克（另煎兑，或老山人参粉 3～6 克冲服）

生黄芪30克　麦冬12克　五味子10克　生牡蛎30克（先煎）

若汗出过多，元气大伤，将欲亡阳，四肢逆冷，方中加淡附片15克（先煎）、黄芪加至60克。

（十一）攻热结以通其便，祛腑实而解神昏

温热邪气内踞气分，燥热伤津，阳明腑实，大便秘结，或下利清水，气味恶臭，腹满痛拒按，身热恶热，日晡潮热，神昏谵语，汗出口渴，小便短赤，舌苔黄厚干燥，甚则焦黑起芒刺，脉象沉实有力。此里实气滞，必当猛攻急下，泄热救阴，而求热退神清。

大黄6克（后下）　元明粉5克（冲）　全瓜蒌30克　枳实6克大青叶15克　竹叶3克

加减法：

若神志不清，谵语较重者，可加菖蒲6克、郁金6克、紫雪散1～3克（冲服）。

若舌红且干，津液大伤，可加生地黄20克、麦冬15克、元参15克、连翘10克、茅芦根各20克。

（十二）增阴液以润其燥，苦咸寒而通其腑

素体阴亏，津液内乏，又患温病，阴分更伤，身热，口燥咽干，大便干结，舌苔焦黑，脉沉细弦。此阴不足而腑气实，阴愈亏而热愈炽，肠愈燥而阴愈耗，虚实挟杂，用滋阴攻下，增水行舟方法。

元参30克　麦冬10克　生地黄25克　沙参10克　知母10克　元明粉3克（冲）　大黄粉1.5克（冲）

加减法：

若体质尚强实者，可加瓜蒌30克、郁李仁10克、焦麦芽10克。

（十三）滋阴液兼益其气，祛腑实以解热结

温热内结阳明，应下失下，身热腹满，口燥咽干唇裂，倦怠乏力，精神萎靡，舌苔黄燥或焦燥，脉沉细无力。此腑实未去，而气阴大伤，用攻补兼施，标本两顾方法。

细生地 15 克　元参 15 克　沙参 15 克　麦冬 10 克　当归 10 克　白芍 20 克　元明粉 1.5 克（冲）　大黄粉 1.5 克（分冲）

浓煎分 2 次服。第 1 次药后 30 分钟，加服人参粉 3～6 克。第 2 次药后 30 分钟，仍服人参粉 3～6 克。俟转矢气，为欲便也。

加减法：

若病人阴分大伤，舌瘦且干，可用西洋参粉 3～6 克代人参粉。

（十四）攻下热结，宣肺化痰，以定其喘

温热挟痰内壅于肺，下灼大肠，表里同病，喘息胸闷，潮热便秘，痰涎壅盛，舌苔黄厚而腻，脉象沉滑数，右寸实大。肺气不降，则大肠腑气不通；腑实热结不祛，上迫于肺，更使肺气不降。肺与大肠，互为因果，遂成恶性循环，急当攻下热结，以降肺气，宣肺化痰，以通腑实，肺气得降，大便得通，其喘自平。

杏仁 10 克　瓜蒌皮 20 克　炙杷叶 15 克　生石膏 15 克（先煎）　生大黄粉 2 克（冲）

加减法：

若属肺气不宣，气机失调，可加苏叶 1～2 克、前胡 6 克、生紫菀 6 克。

若痰稠黄粘时，加远志 10 克、黛蛤散 10 克（包）、生海石 10 克、旋覆花 10 克（包）、茅芦根各 20 克。

（十五）清化痰热以畅胸阳，攻下热结而通腑气

痰热壅滞胸脘，燥屎踞结大肠，痰涎壅盛，胸脘痞满，身热口渴，腹满便秘，舌苔黄燥，脉沉滑而躁。用清化痰热，攻下热结方法。

瓜蒌仁 20 克　枳实 6 克　半夏 10 克　黄芩 10 克　川连粉 2 克（冲）　元明粉 2 克（冲）　旋覆花 10 克（包）　杏仁 10 克　大黄 3 克

加减法：

若舌苔黄厚且干者，加重大黄之量；若脉象沉弦而略弱时，可减大黄之量，加白芍 15 克、黛蛤散 15 克（包）。

若身热有汗，口渴心烦，脉象有力，可于方中加生石膏 20 克（先煎），以清阳明之热。

（十六）清泄膀胱以利小便，攻下热结而通大肠

阳明温病，下之不通，身热烦渴，腹满便秘，小便赤少，涩滞热痛，舌苔黄燥，脉象沉数。此属大肠热结又兼膀胱热甚，水热互结之证，用清泄膀胱以利小便，攻下热结而通大肠方法。

生地黄 15 克　赤芍 9 克　黄芩 10 克　黄柏 6 克　元明粉 2 克（冲）　生大黄粉 3 克（冲）　滑石 10 克（布包）

加减法：

若热炽阴伤，舌绛且瘦者，加知母 10 克、白芍 15 克、花粉 10 克、茅根 20 克。

若心烦不寐，小溲赤痛者，加竹叶 3 克、灯芯 0.5 克、琥珀粉 1.5 克（装胶囊分服）。

（十七）苦寒坚阴，清热止利

温热内迫大肠，泻利频繁，肛门灼热，苔黄脉数，用苦寒清热法，以坚阴止利。

葛根 10 克　黄芩 10 克　黄连 6 克　生草 6 克　灶心黄土 30 克（包煎）　白芍 10 克

加减法：

若腹泄较重，气坠不升，后坠里急者，当加升阳止泄之品，用荆穗炭 10 克为妙。

若舌苔根厚且黄者，可加生大黄 2 克、焦槟榔 10 克、焦三仙各6克。

若气分郁结，少腹绞痛者，可加木香6克、乌药6克。

（十八）清热生津攻下热结，佐用凉肝以息其风

温病气分热盛，高热汗出，口渴饮冷，舌苔黄燥，脉沉实弦数，日晡潮热，大便秘结，腹满痛拒按，并见手足瘛疭，颈项强直，甚则角弓反张。用本法以清气凉肝息风。

生石膏15克（先煎） 知母10克 连翘10克 瓜蒌20克 元明粉2克（冲） 生大黄粉2克（冲） 钩藤10克（后下） 菊花10克 僵蚕10克 丹皮10克 羚羊角粉0.5克（冲）

加减法：

若体质薄弱者，仍需考虑阴分之不足。如舌绛干裂时，加北沙参10克、生地黄15克、元参10克。

若体质强实，脉象有力，舌根黄厚，可加重大黄之量，或加用紫雪散3克（冲）。

（十九）清宣胆热，疏理气机，以缓胁痛

阳明温病，热郁胆经，身热心烦，干呕口苦，两胁作痛。用清宣胆经郁热方法。

香豆豉12克 片姜黄6克 黄连6克 黄芩10克 旋覆花6克（包） 竹茹6克 半夏6克

加减法：

若少阳胆经热郁较重，服上方后疗效不明显，可加柴胡6克、川楝子6克、蝉衣3克。

若湿滞气机，与胆热互阻，可加佛手片10克、绿萼梅6克、香附10克。

（二十）宣燥热以清肺胃，泄其火而利清窍

燥热化火，上攻清窍，气血壅滞，耳鸣目赤，齿龈肿痛，咽喉肿疼，口鼻干燥，舌苔薄黄而干，脉象滑数。用清宣燥热方法。

薄荷1克（后下） 连翘10克 炒栀皮6克 桔梗6克 蝉衣3克 生甘草6克 桑叶10克

加减法：

若齿龈肿痛者，加白芷1克、防风6克、生石膏15克（先煎）、黄芩10克。

若头晕者，加苦丁茶10克、白蒺藜10克、菊花10克。

若目赤者，加木贼10克、晚蚕砂10克、竹叶6克、野菊花10克、赤芍6克。大便干者，加龙胆草5克。

若咽痛者，加牛蒡子5克、黄芩10克、茅芦根各20克。

(二十一) 清透热邪，以解温疟

温疟之发生，乃因邪热蕴盛于里，阻滞经络，气血不得宣通，津液耗伤所致。症见但热不寒，骨节疼烦，苔黄脉数。用清透热邪方法。

知母10克 生石膏30克（先煎） 粳米30克 桂枝木10克 炙甘草6克 青蒿梗10克 芦根20克

加减法：

若舌苔黄厚垢腻，胃肠滞热不清者，加焦四仙各10克、鸡内金10克。

注：此处所论之"温疟"，非属能查到疟原虫之疟疾，乃指但热不寒，骨节烦痛之证。即吴鞠通《温病条辨》所说："骨节疼烦，时呕，其脉如平，但热不寒，名曰温疟，白虎加桂枝汤主之。"

(二十二) 疏风清热以畅气血，解毒消肿而定其痛

大头瘟或痄腮，初起恶寒发热，继则寒罢热增，头面红肿热痛，甚则目不能开，咽喉红肿且痛，口渴，舌苔黄燥，脉象数而有力。此风温时毒侵袭卫、气，用疏风清热解毒方法，以消其肿痛，俟热祛毒解瘀化，则病自愈矣。

薄荷2克（后下） 牛蒡子6克 桔梗6克 片姜黄6克 黄芩15克 酒川连3克（或马尾连10克） 生甘草6克 元

参10克　连翘10克　板蓝根10克　马勃3克

外用如意金黄散15克，醋调外敷，保持湿度，以散热消肿。

加减法：

若初起寒热不退，热郁不宣者，当加用风药，如蝉衣6克防风3克。

若热郁不开，大便不通，舌苔老黄垢厚，口气甚恶者，方中加大黄3～6克，或紫雪散1～3克（冲）。并禁服荤、腥、粘滞食物，只进稀粥。

若热郁已开，火势急甚，肿势较重，红肿发亮，脉象弦滑有力者，即于方中去疏风之药，加清热解毒，凉血消肿之品，如赤芍10克、紫草10克、地丁草10克、花粉15克、蚤休10克、银花30克。

若热势已减，肿势已消，皮肤湿疹加重，或流黄水，乃湿邪为患，忌食糖类食物，加二妙散以祛湿，并少入疏风之品以化湿，且可外用二妙散醋调敷。

又有痄腮初起，在火郁阶段，医生不明“火郁当发，火热当清”之理，早期即过用凉药，反使火郁而腮肿不消，往往延至1～2月，切不可再用清热解毒之品，必须改用疏风通络，活血化瘀方法。

若初期过服寒凉，以致腮肿如核者，用柴胡6克、升麻6克、蝉衣6克、片姜黄10克、当归10克、川芎10克、桃杏仁各10克、夏枯草10克、以活血通络，软坚消肿。

若腮肿经久不消者，改用咸寒破结，辛香通络，佐以化瘀之剂，方如：生牡蛎20克、昆布20克、海藻20克、旋覆花10克、夏枯草10克、金果榄10克、红花3克、苏木10克、大黄粉1～2克、乳香粉1～2克，后两味同研细面，装胶囊送服。

若腮肿不消，但气血不足，体质薄弱者，可用养血益气，通络化瘀之品，方如：当归尾10克、赤芍10克、川芎20克、熟地15克、白芥子6克、麻黄2克、柴胡6克、黄芪10克、蝉衣6克。

(二十三) 清气热以解温毒，凉营血而透痧疹

烂喉痧疹，是热毒壅滞气分，窜扰营分，消灼津液，故见高热口渴，烦躁不安。气分热毒壅滞，窜扰营分，血热充斥，弥漫肌肤，则肌肤潮红，密布细如针尖，高出皮肤，压之退色之痧点。热毒上攻，则咽部红肿疼痛，甚则腐烂。舌红苔黄脉数。用清透热毒，凉营育阴方法。

蝉衣6克　生石膏30克（先煎）　黄芩10克　生栀子6克　连翘10克　竹叶6克　生甘草6克　银花15克　元参25克　丹皮10克　鲜芦茅根各30克

加减法：

若热郁血分，舌绛且干，痧疹不透，可于方中加犀角粉0.5克（冲）　赤芍10克　紫草10克　地丁草10克

若咽喉肿痛时，加六神丸60粒，每含5粒，每30分钟口含一次。

若痧疹大致透齐，可于方中再加凉血育阴之品，如生地15克、石斛10克、花粉10克。

(二十四) 清热生津，益气和胃，以退低热

气分证后期，高热虽退，但余热未清，低热口干，心烦胸闷，纳谷不香，气短神疲，舌红少苔，脉细弱略数。证属余邪未尽，气阴两虚，胃失和降，用清热生津，益气和胃法为宜。

竹叶3克　生石膏9克（先煎）　半夏10克　麦门冬10克　甘草3克　沙参30克

加减法：

若年老体弱，中阳不足，脉象虚濡，舌胖苔白者，加人参粉1～2克（冲）。

若舌苔黄厚，或根腻厚者，可加焦麦芽10克、鸡内金10

克、香稻芽10克，以消滞畅中。

（二十五）滋润肺胃，兼以益气，退其低热

气分证后期，邪热已退，肺胃阴伤，津液亏乏，低热不退，口燥、咽干，或见干咳，舌红少苔，脉细略数。治用滋润肺胃，兼以益气方法，以退其低热。

北沙参10克　肥玉竹6克　冬桑叶9克　麦门冬10克　生扁豆10克　生苡米10克　生甘草3克　芦茅根各30克

加减法：

若虚热化火，舌绛口干者，可于方中少佐苦泄折热之品，如黄连3克。

若阴虚脉细数者，可加地骨皮10克、青蒿梗3克、炙鳖甲10克，以清虚热。

若阴虚化燥，咳而痰红者，加阿胶珠10克、羚羊角粉1克（冲）、干荷叶10克。

（二十六）益其气兼以育阴，培后天求其纳谷

气分证后期，邪热已退，气阴两伤，夜寐不安，气短乏力，胃不思纳，脉濡弱而按之细弦。用益气育阴方法，以培植后天，促其胃纳。

党参6克　天门冬10克　干地黄15克　砂仁1克　北沙参15克

加减法：

若阴虚而血不养神，心烦不寐者，加用五味子10克、生牡蛎20克（先煎）。

若气虚较甚者，可加茯苓15克、炙草10克。

若气怯阳虚，下肢不温，舌白淡润，脉象沉弱迟缓者，加附片10～20克、桂枝木（或桂心）3克、生黄芪30克。

营分证治（九法）

（一）清营透邪，养阴生津，以退夜热

热邪深入阴分，耗伤血中津液，身热夜甚，口反不甚渴，或竟不渴，心烦躁扰，甚或时有谵语狂躁，或见斑点隐隐，舌质红绛无苔，脉细小且数。营热伤阴，津液亏乏，用清营透热，养阴生津方法。

生地黄 15 克　元参 10 克　竹叶卷心 2 克　麦门冬 10 克　丹参 10 克　连翘壳 10 克　马尾连 3 克　茅根 20 克

叶香岩说："入营犹可透热转气"。他的意思告诉我们：从舌、脉、色、症来看，热邪已入于营分时，切记不可就单纯以清营凉血为法，一定要根据其具体情况，在清营凉血的同时，配入宣畅气机之品来"透热转气"，使营分热邪透出气分而解。凡由于误治，或有兼证，医生没有查清，延误时日，患者正气渐差，本身没有能力透邪于气分者，一定要细查病情，详询病史，了解治疗经过，找出延误的原因，针对原因治疗。如：服药欠当（过寒、过腻、误泄、误补、误消、误用辛温劫阴之品……）、湿浊中阻、痰热不清、饮食积滞不化、燥屎内结、瘀血内停、郁热久闭……。皆能阻遏气机，使营热无通达之路，治疗皆需"透热转气"。

（二）清营而透达邪热，凉肝以息风定搐

身热夜甚，口反不甚渴，或竟不渴，心烦躁扰，甚或时有谵语发狂，颈项强直，手足抽搐，舌红绛而无苔，脉象细数且弦。此热邪深入营分，耗伤血中津液，肝热阴亏，血不养筋，筋脉拘急而动风，当用本法。

生地黄 15 克　元参 10 克　麦冬 10 克　竹叶 3 克　丹参 10 克　黄连 3 克（研冲）　银花 10 克　连翘 10 克　钩藤 10 克　丹皮 10 克　羚羊角粉 0.3 克（冲）。

加减法：

若大便干，舌红绛，苔黄厚者，加紫雪散 3 克分服，亦可用绿雪 3～6 克、瓜蒌 20 克、元明粉 1.5 克（冲）。

若神昏谵语，舌绛龟裂，脉象沉细而弦者，加安宫牛黄丸

1丸（分服）

（三）凉营养阴，清泄膀胱，以利小便

热伤营阴，身热夜甚，心烦躁扰，时有谵语，又兼热郁下焦，阻滞气机，消灼津液，小便短赤，涩滞热痛，舌红绛而无苔，脉象弦细而数。以凉营养阴为本，并兼泄膀胱而利小便。

细生地15克　茯苓10克　麦门冬10克　丹皮6克　木通1.5克　竹叶1.5克　朱灯心0.5克　益元散10克（布包）

加减法：

若气机不利，三焦不畅者，加杏仁10克、藕节10克、片姜黄6克、茅根20克。

（四）宣卫分以退寒热，凉营阴解毒透疹

风热外袭，肺卫失宣，发热，微恶风寒，咳嗽胸闷。营热内迫，则发为红疹，当以卫营两解方法。

薄荷2克（后下）　连翘10克　银花10克　竹叶3克　牛蒡子6克　芦根20克　大青叶15克　丹皮10克　元参30克　生地黄12克

加减法：

若疹出不透，热郁舌红者，当加蝉衣6克、片姜黄6克、僵蚕10克、焦山楂10克，以宣热透疹。

若滞热内蕴，苔黄根厚，舌尖起刺者，可加清热化积滞之品，令其腑气通，滞热祛，则热自清而疹自透矣。用保和丸20克（布包）、水红花子10克、焦三仙各10克。若腑实甚者，可加生大黄粉3克（冲）。

若热郁阴分，唇焦舌绛，方中可加紫雪丹3克，小儿减量。

（五）清气热兼以凉营，增津液解除两燔

高热口渴，心烦躁扰，舌红绛而苔黄燥，脉来滑数。气热未罢，营热又起，必须气营两清。

生石膏30克（先煎）　知母10克　元参15克　细生地

18克　麦门冬15克　紫雪丹3克（分冲）

加减法：

若阴液亏耗较重，可用大量甘寒育阴之品，酌加白芍10克、玉竹15克、石斛30克、天门冬15克。

若高热神昏，痰鸣气粗者，当急投开窍豁痰之品，如方中加郁金、菖蒲各6克，煎汤送服安宫牛黄丸1丸，或局方至宝丹1丸，或神犀丹1丸皆可。

（六）清心热以凉营，豁热痰而开窍

热陷心包（即逆传心包），是温热邪气直接深入营分之重证。由于温热邪重，逆传入里，直犯心主，灼液成痰，蒙蔽神明，故身热灼手，痰壅气粗，四肢厥逆，神昏谵语，甚或手足瘈疭，舌蹇短缩，质红绛苔黄燥，脉细滑而数。急用清心凉营，豁痰开窍方法，以求开窍醒神。

银花10克　连翘10克　元参15克　莲子心1克　麦门冬10克　竹叶卷心3克　前胡6克　僵蚕6克　郁金6克　安宫牛黄丸1丸（分服）

加减法：

若痰多者，加竹沥30克、生姜汁2～3滴（兑入）。

关于“热陷”的解释：温病的“热陷”与内科杂病的“下陷”不同。杂病的“下陷”，是阳气不足，中气下陷，每用益气升提方法来治疗。温病的“热陷”是郁热不能从气分而外解，内陷于营分，叶天士称其为“逆传”。“逆传”是形容邪热很重，来势又速，大有不可遏止之象，千万不能用升提药物助长其热，必须急用清心凉营，豁痰开窍之品，以求热退神安。

（七）清心热兼以豁痰，凉营分通瘀开窍

温病邪热内闭，灼液成痰，痰热内郁，蒙蔽心包，又兼营热，血液瘀滞，闭塞心窍，身灼热，痰盛气粗，神昏谵语，言语不利，口唇爪甲青紫，舌质紫暗，脉象沉涩细弦。用清心豁痰，通瘀开窍方法。

前胡6克　僵蚕6克　连翘10克　银花10克　鲜生地24克　赤芍6克　丹皮10克　郁金6克　鲜菖蒲10克　鲜茅根30克　桃杏仁各6克　安宫牛黄散1.5克（分2次冲服）

加减法：

若神昏较重，痰涎甚多，乃热邪重，痰火蒙蔽也甚，方中加竹沥30克（兑入）

若大便秘结，舌绛干裂，苔垢黄厚者，方中加生大黄粉3克（冲）

（八）清心热而开窍，攻热结以通腑

热陷心包兼有腑实，气营两燔，身热肢厥，神昏谵语，舌謇而言语不利，腹满便秘，舌绛苔黄燥，甚则焦黑，脉沉涩或沉细滑数。用本法治疗。

蝉衣6克　僵蚕6克　片姜黄6克　丹皮6克　生地黄15克　竹叶3克　九节菖蒲10克　生大黄粉3克（冲）　安宫牛黄丸1丸（分2次汤药送下）

加减法：

若气分热盛，口干渴而阵阵汗出，脉象滑数有力，可加生石膏20克（先煎）、知母10克、花粉10克。

若舌苔老黄焦黑，大便干结，甚或数日不行。腹痛拒按，可于方中加大黄少量，再加瓜蒌仁30克、元明粉2克（冲），并可加用甘寒育阴之品，如沙参15克、玉竹10克。

（九）芳香开窍，宣通气机，以苏昏厥

暑邪卒中人体，暑热内蕴，蒙蔽心包，气机阻滞，卒然昏倒，不省人事，脉象沉伏或沉数。急用芳香开窍法，以速解昏厥。方用：至宝丹（或神犀丹）2丸分2次，用鲜九节菖蒲根15克、鲜茅芦根各30克煎汤，加竹沥30克，拌匀送服。

若热势不重，纯属痰浊郁闭，气机不畅者，可先用苏合香丸半丸，化开灌入（或用鼻饲法），俟神志略清醒，而热象较显者，可改用至宝丹1丸灌入。

血分证治（九法）

（一）凉血散瘀以除血热，养阴和营而止血溢

血分热毒炽盛，身热夜甚，躁扰昏狂，邪热灼伤血络，迫血妄行而致吐血、衄血，甚则便血溲血，或发斑，舌绛紫，脉数。必用凉血散瘀，养阴和营方法。

水牛角3克　干地黄30克　赤白芍各10克　丹皮10克　白头翁10克　茜草10克　紫草10克

加减法：

若舌绛而紫，脉细口干，热郁阴伤较重者。加元参20克、藕节10克、石斛10克、知母10克。

若口干舌绛，脉弱气虚者，加沙参15克、百合10克、三七粉1.5克（冲）。

若血出较重者，不论齿衄、鼻衄、便血、尿血、发斑等，皆可于方中加云南白药1瓶，分4次服。

凉血活血之药，常可选加：鲜茅根（30～60克）、丹皮、侧柏叶、槐花、地榆、鬼箭羽、白头翁、大小蓟、茜草、醋大黄等，见尿血者，常可加血琥珀末3克，装胶囊分服。

关于童便的运用问题：古人每用于血证，我们临床亦用之凉血止血，确有疗效。一般取0.5～5岁小儿之尿，常以健康男孩为佳，先给饮白糖水200ml左右，经20～30分钟后尿量即多，可取用。

（二）凉血逐瘀，以定发狂

由于热入血分，血热凝结成瘀，蓄于少腹，故身热夜甚，少腹窘急，甚或坚硬胀满拒按。热扰心神，故神志如狂。舌绛而暗，脉沉实或沉涩，全是气血闭塞而血行障碍之象。因其病在血分而不在气分，故小便自利。用凉血逐瘀方法，仿桃仁承气汤。

桃仁 10 克　大黄粉 1 克（冲）　芒硝 2 克（冲）　赤芍 10 克　丹皮 10 克　片姜黄 6 克　当归 10 克　桑枝 20 克

逐瘀之法，不可屡用，药后热祛瘀化病自恢复，若仍神志不清，当改清热凉营方法以善其后。

（三）清暑邪以退其热，凉血分而止吐衄

暑热犯肺，血从上溢，身热口渴，咳嗽气促，咯吐痰血，头目不清，甚则咳喘，气急鼻煽，神志昏蒙，或骤然吐衄，面色晦暗，脉虚大近芤或细数。一为暑邪伤气，一为阴分热极，当清暑与凉血并施。

干地黄 20 克　生白芍 15 克　丹皮 10 克　连翘 10 克　银花 10 克　竹叶 3 克　山栀 6 克　炙杷叶 10 克　黛蛤散 10 克（布包）　川连 3 克（研冲）　鲜茅芦根各 30 克

加减法：

若表邪未罢，可加淡豆豉 10 克。

若吐血较多时，酌加犀角粉 1 克、三七粉 2 克（冲）

（四）清气分而退壮热，凉血分以化其斑

里热炽盛，气血两燔，壮热口渴，心烦躁扰，甚或昏狂谵妄，血从上溢则吐衄，血溢肌肤则发斑，舌绛苔黄燥，脉数疾。必须用清气凉血化斑方法。

生石膏 30 克（先煎）　知母 10 克　生甘草 10 克　元参 10 克　干地黄 30 克　赤白芍各 10 克　片姜黄 6 克　僵蚕 6 克　生地 20 克　水牛角 3 克（研细冲）

加减法：

若大便干结，小溲黄赤者，可加紫雪丹 1.5 克（冲）。

若热郁血分，斑闭不出，面色发青，夜热较重，神志不清，狂妄谵妄者，可加用菖蒲 6 克，送服局方至宝丹 1 丸。

（五）清肝热以定其搐，开热郁而解昏狂

壮热神昏，躁扰狂乱，头晕胀痛，手足抽搐，颈项强直，角弓反张，四肢厥逆，舌绛，脉细弦滑数。乃血分热极，引动肝风之象，用凉肝息风方法。

鲜生地15克　生白芍15克　川贝粉3克（冲）　嫩钩藤5克（后下）　蝉衣6克　片姜黄6克　连翘10克　竹茹10克　郁金6克　羚羊角粉1克（冲）

加减法：

若服药后仍抽搐不止者，加紫雪散1.5克分两次服。

若热郁较重，神昏窍阻者，可先服十香返魂丹半丸，以清神志，继用凉肝息风方法以定其搐。

（六）泻南补北以制其火，交通心肾求其寐安

温热邪气炽盛，阴液大伤，肾水不能上济于心，心火独亢，心肾不交，身热口干，心烦躁扰不寐，舌红苔黄。用泻南补北方法，求其寐安。

黄连3克　黄芩10克　阿胶12克（烊化）　白芍15克　细生地15克　鸡子黄2枚（搅匀）

加减法：

若口干较重者，可加知母10克、花粉10克、沙参10克、元参15克，以滋水制火。

若虚热上灼时，当加珍珠母30克，以潜镇虚热。

（七）滋阴以扶正，清透以祛邪

温热病后期，余邪深伏阴分，入夜身热，清晨始退，热退无汗，能食形瘦，精神倦怠，舌红少苔，脉象细弦略数。用滋阴清热方法。

青蒿梗10克　炙鳖甲15克（先煎）　细生地12克　知母10克　丹皮10克　沙参12克　川石斛10克。

加减法：

若阴虚较重时，仍以滋阴增液为主，可加生杭芍15克、麦冬10克、元参20克。

（八）补其阴而复其脉，滋肾阴以清虚热

温病日久，温热邪气损伤肝肾，真阴耗损，水不制火，虚热内生，身热夜甚，手足心热甚于手足背，口干舌燥，心悸，神倦欲眠，甚则神昏，或耳聋舌强，舌红少苔，脉虚大或迟缓结代。用滋养阴液之品以清虚热，求其阴复热退。

炙甘草 12 克　干地黄 15 克　生白芍 20 克　麦门冬 10 克　北沙参 20 克　阿胶 12 克（烊化）　石斛 10 克　西洋参粉 3 克（分冲）

加减法：

若阴虚而致阳欲脱，气不固表而汗出不止者，可于方中加生龙骨 20 克（先煎）、生牡蛎 20 克（先煎），若脉虚大者，再加人参粉 3 克（冲）。

若兼见大便溏泄者，于方中加生牡蛎 30 克（先煎），兼以固摄止泄。

（九）滋肝肾填精补血，潜虚阳息风定搐

温热邪气消耗肝血肾精，周身津液枯竭，形体消瘦，皮肤干皱，唇焦舌痿，目框塌陷，目睛迷离，牙齿干枯而齿上积垢，呕逆声微，两颧红赤，心悸神昏，手足蠕动甚或瘈疭，脉细小而弦，甚或微弱欲绝。是属亡阴危候，急用本法，或可挽生命于垂危。

生白芍 20 克　阿胶 10 克　干地黄 20 克　五味子 6 克　麦门冬 15 克　炙甘草 12 克　鸡子黄 2 枚（搅匀）　生鳖甲 15 克（先煎）　生龟甲 12 克（先煎）

加减法：

若气分不足者，加西洋参粉 1～3 克（冲），或北沙参 30 克。

若汗出不止，将欲虚脱者，加生龙骨 30 克（先煎）、人参粉 3 克（冲）。

湿热病

上焦湿热证治（七法）

（一）辛宣芳化以疏表邪，苦温淡渗兼畅中下

湿邪困表，发热恶寒，头重昏蒙，其势如裹，身重疼痛，口淡不渴，胸脘痞闷，或呕恶纳呆，大便溏薄，舌苔白腻，脉象濡滑。当用辛温芳香以疏解表邪，苦温以燥湿畅中，少佐淡渗，以通利下焦水道。

藿香叶6克（后下） 苏叶6克 白芷3克（后下） 半夏曲10克 陈皮6克 厚朴6克 川连3克 茯苓皮10克 滑石10克

加减法：

若表邪不解，巅顶作痛，恶寒体痛时，加陈香薷3克（后下）、藁本3克。

若胸闷恶心，甚则呕吐时，方中加姜竹茹10克、生姜3克，半夏增至12克。

若呕吐较重，接近喷射样呕吐时，可先用玉枢丹1克研细，以生姜汁10滴，佛手片10克煎汤，俟冷送服，服后30分钟至1小时，再服汤药。

若大便作泄，腹中时痛，可于方中加木香3克、灶心黄土30克（包煎）、黄芩10克。

（二）辛香以解表邪，清凉而祛暑热

寒湿困表，暑热内蕴，恶寒发热，无汗，头疼身痛困重，胸脘痞满，心烦口渴，小便短赤，舌苔薄腻而白，脉象沉濡滑数。当用辛香疏解以治寒湿外束，清凉宣透以祛暑热内蕴。

陈香薷6克（后下） 鲜藿佩各10克（后下） 大豆卷10克 厚朴6克 连翘10克 芦根20克 六一散10克（布包

煎）

加减法：

若中焦湿阻较重，胸闷脘痞，苔白润滑，大便溏薄时，加草蔻2克、半夏10克，以开郁化湿而畅中焦。

若热邪较重，口苦心烦，急躁梦多时，加川连3克、黄芩10克、杏仁10克。

若湿郁中焦，消化欠佳，脘腹胀满时，加木香6克、大腹皮10克、焦三仙各10克，以退其胀。

（三）芳香宣化，苦温燥湿，分消走泄，祛其湿热

发热恶寒，头痛目重，周身酸软，午后热甚，面色淡黄，大便溏薄，此乃湿热邪气侵袭上焦，弥漫上下，郁阻表里，气机阻滞，脾胃升降失常，当用芳香苦燥，分消走泄法，仿三仁汤与藿朴夏苓汤意化裁。

藿香6克（后下） 厚朴4克 半夏10克 茯苓皮10克 淡豆豉10克 杏仁10克 白蔻仁6克 生苡米18克 滑石10克

加减法：

若误服寒凉药后，湿遏气机，或凉阻中阳，三焦不畅，苔白滑润者，当先用辛香开郁化湿之品，方中加草蔻2克、菖蒲6克，以疏化开郁。

若湿郁又兼食滞不化，舌苔黄腻根厚，吐痰黄粘且稠，当加肃降化痰兼以导滞之品，方中加用苏子10克、莱菔子10克、白芥子3克、焦三仙各10克。

若湿邪郁遏，气机阻滞，胸闷腹胀，苔白腻根厚时，可加开郁化湿退胀之品，如大腹皮10克、木香6克、砂仁3克。

若胸闷如痞，苔白不渴，脉象沉涩模糊，纯属湿郁肺气不宣，当用宣肺气以畅胸阳方法，加陈皮10克、苏叶梗各6克。

（四）芳香化浊，清凉涤暑，退热定呕

夏季外感暑湿邪气，肺气宣发功能失常，发热恶寒，汗出，咳嗽，头晕沉重，或见呕恶，时或泄泻，舌苔白腻，脉多濡数。可用本法治之。

佩兰叶 12 克（后下） 青蒿梗 3 克 连翘 12 克 竹茹 10 克 川黄连 3 克 茯苓皮 10 克 六一散 12 克（布包） 通草 3 克 鲜西瓜翠衣 60 克（煎服凉用）

加减法：

若呕吐较重时，方中加半夏 12 克、生姜汁 3 滴，或用玉枢丹 3 克研细末，用清水加生姜汁送服。

若腹中痛，大便溏泄者，方中去佩兰，加葛根 10 克、灶心土 50 克（包煎）。

（五）芳香定其呕，苦温以化湿

夏秋湿热熏蒸，露天劳动或起居不慎而感邪，身热汗出，头痛且胀，胸脘闷满，泛恶呕吐，甚则神识昏蒙，舌苔黄腻，脉象濡软。可用芳香苦温方法以化湿定呕。

藿香 6 克（后下） 佩兰叶 10 克（后下） 大豆卷 10 克 半夏 10 克 陈皮 6 克 厚朴 3 克 黄连 3 克 大腹皮 6 克 鲜荷叶 3 克

加减法：

若湿阻胸闷者，加厚朴 6 克、杏仁 10 克、片姜黄 6 克。

若恶心呕吐甚者，加灶心土 60 克（包煎）、黄芩 10 克。

若因湿阻而寒热失调者，加木香 6 克、大腹皮 6 克、乌药 3 克、炮姜 1 克。

（六）清暑热兼化其湿，凉血分止其吐衄

暑热湿邪互阻上焦，损伤肺络，血从上溢，身热咳血，甚则吐衄，头目不清，口不渴，苔白滑腻。用清暑化湿，凉血止红为治。

佩兰叶 10 克（后下） 炒黄芩 6 克 鲜茅芦根各 30 克 竹叶茹各 3 克 杏仁 10 克 前胡 6 克 川贝母粉 3 克（冲） 益元散 10 克（鲜荷叶 1 小张包） 鲜西瓜翠衣 30 克

加减法：

若咳血较重时，加云南白药0.5克，日3次。

若兼肝热烦急，脉象弦滑有力者，加青黛粉3克（冲）、川楝子10克、钩藤10克、青竹茹10克。

若湿热重，脉濡滑数时，增加清暑化湿之品，如藕节10克、荷梗10克、马尾连6克、茜草10克、木通2克。

若离经之血未能化净，背胸痛者，加醋制花蕊石10克，以化其瘀。

（七）芳香开窍兼化痰浊，开郁除热以醒神志

湿热郁蒸，酿成痰浊，蒙蔽心包，身热不扬，午后热甚，神识痴呆，时昏时醒，昏则谵语，醒则神呆，呼之能应，昼轻夜重，舌苔白腻或黄腻，脉濡滑或濡滑数。用芳香清凉，化痰开窍方法，仿菖蒲郁金汤。

九节菖蒲6克　郁金6克　炒山栀6克　连翘10克　竹叶6克　丹皮6克　牛蒡子6克　竹沥30克（冲）　玉枢丹2克（研、分冲）　苏合香丸1丸（分2次药汤送下）

加减法：

若服苏合香丸之后，神志渐清，而脉象弦滑且数，舌红口干，此湿郁渐开，内热仍重，即用原方送服局方至宝丹1丸，分2次服。

若痰浊郁热皆开，神志已清，舌苔垢黄而厚，大便不通者可于原方加全瓜蒌50克、元明粉2克（冲）、枳实6克、焦三仙各10克。

若加以上药后，仍大便不通，苔黄垢厚，唇焦口臭者，再加用酒大黄3～6克，以通腑泄火，或用紫雪丹1.5克（分服）。

中焦湿热证治

一、湿重于热（八法）

（一）香以开郁，苦燥其湿，少佐消导，疏调气机

湿邪挟食滞郁阻中焦，脾胃升降失司，脘腹胀满，纳呆呕恶，大便溏滞不爽，舌苔白腻，脉象濡滑。必当香开郁，苦燥湿，展气消导，仿一加减正气散。

藿苏梗各6克（后下） 厚朴6克 杏仁10克 陈皮6克 茯苓皮10克 大腹皮10克 鸡内金10克 焦三仙各10克

加减法：

若仍有发热恶寒之卫分证时，加苏叶6克，或加淡豆豉10克，以宣阳化湿。

若舌苔黄厚糙垢，大便不通，脘腹胀满者，加焦槟榔10克、大黄粉1克（冲）。

(二) 宣通表里以化湿郁，疏调气机而退满胀

湿邪郁阻，内困脾胃，脘腹胀满，大便溏薄；外郁肌肤经络，周身沉重疼痛。表里同病者，用宣通表里，疏调气机法。

藿香梗10克（后下） 大豆卷10克 厚朴6克 陈皮6克 木防己10克 茯苓皮10克 薏苡米10克 通草3克 大腹皮10克

加减法：

若湿阻经脉，遍体疼痛较重者，加秦艽10克、桑枝30克。

若表气不开，湿阻不化者，加苏叶3克、白芷3克、淡豆豉10克。

若舌苔黄腻根厚，腹胀气不宣通者，加焦三仙各10克、鸡内金10克、花槟榔10克。

(三) 芳香以化湿郁，甘淡渗湿利尿，分消以畅气机

湿阻中焦，脾胃升降失司，气机不畅，阳气郁遏，久则酿热，小溲短赤，舌苔黄腻，脉象濡软，按之不清楚。用芳化淡渗方法。

藿苏梗各10克（后下） 厚朴6克 陈皮6克 杏仁10克 茯苓皮10克 滑石6克 通草2克

（四）清宣湿热以透白痦，淡渗利湿兼畅三焦

中焦湿热郁蒸，外达肌表，发热身痛，汗出不解，表情淡漠，胸脘痞闷，呕恶便溏，胸腹部发出白痦，舌苔黄腻，脉濡。用清宣淡渗方法。

淡豆豉 10 克　炒山栀 5 克　前胡 6 克　薏苡米 10 克　竹叶 3 克　白蔻仁 3 克　连翘 10 克　滑石 6 克　通草 3 克

加减法：

若热重于湿，舌红口干者，可于方中加黄芩 10 克、生石膏 6 克（先煎），以宣清并施，使热减痦透，病势必轻。

若湿邪较重时，当以辛香宣解为主，方中可加藿佩各 6 克、杏仁 10 克、冬瓜皮 20 克。

（五）祛湿清热，通络息风

湿热蕴蓄中焦，壅滞筋脉，筋脉失于濡养，拘急挛缩，而成动风，牙关紧急，四肢抽搐，颈项强直，甚则角弓反张，神识昏蒙，舌苔黄腻，脉濡。治用祛湿清热，通络息风方法。

大豆卷 10 克　秦艽 6 克　威灵仙 10 克　炒地龙 15 克　炒黄连 5 克　海风藤 10 克　丝瓜络 10 克　木瓜 10 克　六一散 10 克（布包）

加减法：

若有暑邪不清，当加用芳香清凉药物以宣化暑湿，俟暑热清则诸证自减。

若肝热重者，加钩藤 15 克，或羚羊角粉 0.3 克（冲）。

若舌苔黄腻且厚者，加焦三仙各 10 克、鸡内金 10 克、香稻芽 10 克。

（六）苦辛温开郁燥湿，调募原行气破滞

湿热疫疠之邪侵袭人体，邪气伏于募原，憎寒发热，继则但发热而不憎寒，日晡益甚，头身疼痛，胸闷脘痞，时作呕恶，苔白腻而中如积粉，脉弦数。用本法治之，以开达募原。

淡豆豉 10 克　炒山栀 6 克　槟榔 10 克　厚朴 3 克　草果

仁2克　知母3克　赤芍6克　黄芩10克　焦三仙各10克

加减法：

若湿邪郁阻而中有积滞，舌苔黄厚根腻者，当温燥以开郁，苦泄以通便，方中加枳实3克、大黄粉0.5克（冲）。

若湿阻络脉，腰痛者，加独活3克、防风6克、桑枝30克。

（七）疏化升和，瘥后调理

中焦湿热减而未清，脾胃功能不复，胸脘痞闷，知饥不食，食不甘味，精神倦怠，舌苔白腻，脉象濡缓。可用疏化升和，瘥后调理法。

旋覆花6克（包）　木香3克　砂仁2克　枳壳6克　生白术3克　焦神曲6克　香稻芽10克　茯苓20克

加减法：

若胸胁痛者，加佛手片10克、橘叶3克、片姜黄6克。

若舌淡苔白润，脉象沉濡者，加太子参3～6克，以观其后，视其动静，再议补正。

病后调理，防其复发，是善后的主要方面，在湿热病后，更属重要。其调理不当而复发者，一般分三种情况：①食复：因过食而发热又作。②劳复：病后过于劳累，而发热又作。③感冒复：病后重感新邪而发热又作。均须根据具体情况，辨证施治。

（八）温阳以化气，利水而消肿

湿热病后期，由于湿遏伤阳，温化失权，心阳衰微，火不制水，水寒之气泛滥。症见心悸头晕，肢冷身肿，舌胖嫩苔水滑，脉沉弱或沉迟。用温阳行水方法，仿真武汤意。

淡附片6克（先煎）　茯苓15克　白术10克　白芍10克　生姜3克　淡干姜6克

加减法：

若阳虚中气不足者，加党参10克、生黄芪20克、炙草

10克，若中气过虚时，可加人参粉3克（冲）。

二、湿热并重（四法）

（一）苦以泄热，燥以祛湿，宣通三焦

湿热并重，郁阻中焦，升降失和，身热心烦，胸脘痞闷，恶心呕吐，大便溏泄，色黄味臭，舌苔黄腻，甚则糙垢，脉象濡数，或濡滑按之小数。用燥湿与清热方法，仿连朴饮。

淡豆豉10克　炒山栀6克　前胡6克　川连6克　厚朴6克　半夏10克　菖蒲6克　杏仁10克　芦根20克

加减法：

苦、燥、宣三法合用治湿热郁阻，要根据病情，随时加减，但三者不可偏废，更不可互相影响。若热邪盛者，先以苦寒为主；湿重时，可重用温燥药，但亦须注意其热，总以宣通阳气，畅达三焦为宣，俟阳通湿化，则热随湿减。

（二）清其郁热化其湿邪，通利三焦而退潮热

湿热并重，必以脾胃为中心。升降分化无权，必弥漫三焦。湿热互阻，邪无出路，故潮热汗出，心烦口渴，胸脘痞闷，呕恶便溏，小便黄少，舌红苔灰白且垢，脉象濡数互见。当根据濡数之偏颇，判断湿与热孰轻孰重，决定治疗重点。

淡豆豉12克　炒山栀6克　杏仁10克　滑石10克　黄芩10克　陈皮5克　马尾连10克　片姜黄6克　厚朴6克　半夏10克　通草3克

本方乃杏仁滑石汤合栀子豉汤化裁而成。治湿热必当先宣而后清。因湿邪不宣，则热邪无由而出，故用栀、豉以先宣阳化湿，这是本人的看法，也是承先师之经验，用于临床是有一定疗效的。

加减法：

根据脉形，若濡软、沉濡、沉缓、沉弱者，仍以宣湿，燥湿为主。再根据兼脉，如弦、滑、数之程度，而判定热郁之浅

深，斟酌加减用药。

（三）分消湿热以祛其邪，宣展气机而退寒热

湿热之邪郁阻三焦，气机滞塞，寒热交作，头晕目弦，脘痞腹胀，泛恶作呕，舌苔黄腻，脉象濡滑。气道不利，水道不通，可用分消湿热方法。

黄芩6克　马尾连10克　半夏曲10克　茯苓20克　竹茹6克　陈皮5克　苏梗10克　滑石10克　青黛粉2克（冲）

加减法：

若湿郁中阳，恶心较重时，加生姜汁6滴（冲）。

若胸闷脘胀者，可加草蔻3克、大腹皮6克。

若湿阻下焦，气机宣畅失灵，可于方中加通草3克。

若苔黄根垢时，可加焦三仙各10克、香稻芽10克，以助消导。

（四）清湿热，通血脉，宣痹止痛

湿热之邪郁阻骨节经络之间，而成湿热痹痛。症见壮热寒战，骨节肿痛，面色晦暗不华，舌苔灰腻或黄腻，两脉多属濡数。用清化湿热，宣痹止痛方法。

大豆卷10克　防风己各6克　杏仁10克　滑石15克　连翘10克　山栀6克　半夏10克　晚蚕砂10克　赤小豆皮10克

加减法：

若湿邪闭遏较重时，可加重疏风药，如羌活3克或独活2克，但不宜药量过多，恐其助热而病势加重。

若肝热筋脉失养，可于方中加木瓜10克、赤芍10克、川萆薢10克。

若湿阻络脉，关节痛甚者，可加桑枝30克、丝瓜络10克、海枫藤10克，以宣痹而止痛。

三、热重于湿（四法）

（一）清胃热以泄阳明，燥脾湿兼解太阴

中焦阳明胃热炽盛，又兼太阴脾湿，症见高热汗出，烦渴饮冷，脘闷身重，舌苔黄腻而干，脉象洪大按之略濡。此热重湿轻之象，治以清胃热兼祛脾湿方法，用白虎加苍术汤。

生石膏 20 克（先煎） 知母 10 克 生甘草 6 克 粳米 30 克 苍术 10 克

（二）清泄湿热以畅三焦，通畅气机而利清窍

暑热挟湿，弥漫三焦，升降失常，身热面赤，头晕耳聋，汗出口渴，小溲黄少，胸脘痞闷，恶心呕吐，大便溏臭，舌苔黄腻，脉象滑数。当以泄湿热，利三焦为法。

滑石 10 克 生石膏 15 克（先煎） 寒水石 10 克 佩兰 10 克（后下） 杏仁 10 克 银花 10 克 竹叶茹各 6 克 通草 3 克

加减法：

若湿阻清阳不升，两耳失聪者，可加辛香宣窍之品，如晚蚕砂 10 克、菖蒲 6 克、郁金 6 克。

若上焦热郁较重时，可加马尾连 10 克或川连粉 3 克（冲）、半夏 10 克、陈皮 6 克。

若舌苔垢腻且厚者，加焦麦芽 10 克、焦槟榔 10 克、鸡内金 10 克、香稻芽 10 克。

（三）清透少阳，分消湿浊，以利枢机

中焦湿热不解，郁阻足少阳胆经，卫阳不能宣发于表，郁热鼓动，邪正交争，故恶寒发热，其状如疟。本证乃热重于湿，故发热重而恶寒轻，午后热甚，心烦口渴。湿阻于中，故胸脘痞闷。胆失疏泄，其气横逆，故口苦呕恶，而两胁胀满。舌黄腻而脉滑数，皆热重于湿之象。可用清透少阳，分消湿浊方法。

青蒿梗5克　竹茹6克　半夏10克　黄芩10克　陈皮6克　片姜黄6克　碧玉散10克（布包）　柴胡3克

加减法：

若苔黄糙垢者，加黄连3克，或马尾连10克。

若苔黄垢根厚腻者，加焦三仙各10克、槟榔10克、枳实6克。

若胸胁苦满，心烦急躁者，加旋覆花10克（包）、郁金6克、瓜蒌皮20克。

（四）清热利湿，以退黄疸

脾胃湿热不解，热重于湿，郁于肝胆，发为阳黄。周身面目黄染，鲜明如橘子色，但头汗出，齐颈而还，身无汗，腹满胁痛，食少泛恶，口渴小便不利，苔黄滑腻，脉象濡滑按之弦数。用清热利湿退黄方法。

大豆卷10克　佩兰叶10克（后下）　杏仁10克　茵陈蒿15克　炒山栀6克　生大黄粉2克（冲）

加减法：

若湿邪较重，遍体酸楚，苔白滑腻者，可用疏风化湿药物，方中加防风6克、薄荷2克（后下）。

若火郁偏重时，加马尾连10克、连翘10克、丹皮6克、银花10克、芦根20克。

若舌苔黄垢，脘腹胀满者，可加用大腹皮子各6克、焦三仙各10克、通草1克。

若舌绛偏干，热入血分者，当加凉血清营之药，如白头翁10克、赤芍10克、茜草10克、焦山楂10克。

下焦湿热证治

一、湿重于热（二法）

（一）芳香化湿以开其窍，淡渗分消畅利三焦

湿重于热，阻滞膀胱，水道不通，气化不行，湿热上蒸，头胀不清，甚则如裹，神识昏蒙，时昏时醒，如呆如痴，口干呕恶，舌苔白腻，脉濡。用芳香开窍，淡渗利湿方法。

佩兰 10 克（后下） 菖蒲 6 克 郁金 6 克 杏仁 10 克 茯苓皮 15 克 生苡米 15 克 大腹皮 10 克 竹叶 6 克 通草 2 克

煎汤代水送服苏合香丸半丸，至宝丹半丸。

加减法：

俟神识清楚，可减去苏合香丸及至宝丹，只服汤剂以善其后。

若热邪偏盛时，增用苦药以折其热；若湿邪偏多时，根据湿阻部位，酌情加减为治。

（二）导浊通腑以畅气机，开郁化湿而宣清阳

湿滞大肠，气机闭塞，腑气不通，少腹胀满，大便不下，但并不燥结，或通而不畅，头晕胀如裹，神识昏蒙，脘痞呕恶，舌苔白腻而厚，脉濡。当以宣清导浊方法。

佩兰 10 克（后下） 僵蚕 6 克 蝉衣 6 克 晚蚕砂 12 克 皂角子 6 克 寒水石 10 克 茯苓皮 15 克 冬瓜皮子各 20 克

加减法：

若舌苔垢腻且厚，脘腹胀甚者，加莱菔子 10 克、大腹皮 10 克、保和丸 15 克（布包）。

若胸满堵闷，叹气则舒者，乃湿遏中阳之象，加半夏 10 克、马尾连 6 克、厚朴花 6 克，以开郁结而畅胸阳。

二、热重于湿（三法）

（一）清利湿热，通调气机，凉血利尿，兼以止红

湿热下注膀胱，热重于湿，热盛津伤，水道不利，身热口渴，尿频而急，尿道热痛，淋沥不畅，尿液混浊而黄，甚则热伤血络而尿中带血，舌苔黄腻而干，脉数略滑。用泄热利尿方法。

瞿麦 10 克　滑石 10 克　大黄 2 克　炒山栀 6 克　木通 2 克　藕节 15 克　生草梢 10 克　荆穗炭 10 克

加减法：

若苔白腻者，乃湿阻肺气不宣之象，可加宣阳化湿药物，如苏叶 6 克、杏仁 10 克。

（二）导滞通腑以利胃肠，清化湿热而畅三焦

湿热停阻，气机不畅，食滞胃肠，脾胃升降失司。泛恶作呕，脘腹胀满，大便溏臭不爽，色如黄酱，舌苔黄腻，脉象濡数。用导滞通下方法。

大豆卷 10 克　枳实 6 克　楂肉 10 克　槟榔 4 克　厚朴 3 克　川连 3 克　六神曲 10 克　连翘 10 克　木通 3 克　生大黄粉 0.2 克（冲）

加减法：

若滞热较重者，以清热消导为主；若属湿热偏重时，当清化湿热方法，用药酌情加减。

（三）清热燥湿佐以升和，调气和营凉血止痢

湿热阻滞大肠，发为痢疾，身热口渴，下利频繁，腹中挛痛，里急后重，肛门灼热，气血壅滞腐败而便带脓血，舌苔黄腻，脉象滑数。用清热燥湿止痢方法。

白头翁 12 克　秦皮 6 克　黄芩 10 克　马尾连 10 克　黄柏 6 克　白芍 15 克　葛根 3 克　木香 2 克

加减法：

若舌苔黄厚，根部垢腻者，当通导为主，兼祛湿邪，加大黄 3 克、香附 6 克。

若舌苔白腻而滑，下利脓冻者，乃寒湿阻于肠胃，改用葛根芩连汤加炮姜 3 克、炒官桂 3 克、乌药 6 克。

若有暑湿表邪未愈者，当加芳化疏化之品，如藿香 10 克、佩兰 10 克。

附一：清末太医院院使、先父赵友琴先生治疗温热病八法

（一）辛凉清宣，苦甘泄热

风温邪袭肺卫，卫外失常，发热汗出，微恶风寒；肺失宣降，上逆作咳；风热上攻，则咽痛头疼；邪热伤津而口微渴，舌尖红，脉浮数。治以辛凉清宣，苦甘泄热法。

薄荷3克（后下） 连翘10克 银花10克 淡豆豉12克 竹叶3克 苦梗6克 生草3克 鲜芦根20克

（二）苦宣其郁，以解懊侬

温热邪在气分，热郁胸隔，身热不甚，心烦懊侬，坐卧不安，胸闷欲呕，苔薄而浮黄，两寸脉大。此气分余热尚存，郁于胸膈不得发越也，用苦味以宣郁热，用苦甘兼以折热。

栀子10克 淡豆豉12克 苦桔梗6克 牛蒡子6克 鲜芦根30克

（三）清暑热兼以益气，育阴津重用甘寒

暑热内迫，身热汗出，气短似喘，阵阵汗出，口渴心烦，尿少且黄，倦怠神疲，舌瘦且绛，少苔无津，脉象虚弱，按之弦细。此热盛津伤，气阴两亏之象，用清暑益气，甘寒育阴方法。

南北沙参各20克 麦门冬10克 黄连15克 西瓜翠衣60克 生石膏10克（先煎） 生甘草6克 竹叶3克

（四）疏风清热兼以凉血，活络化瘀解毒消肿

热毒蕴于气分，发热恶寒，头面两腮红肿热痛，咽红肿痛，舌苔黄燥，脉数有力。必当疏风清热，凉血化瘀，以通络缓痛。切不可纯用苦寒，防其寒滞血凝，络脉不通，致成痼疾，遥无愈期。

酒炒黄芩10克 酒川连6克 柴胡6克 前胡6克 炒牛蒡子3克 薄荷叶3克（后下） 元参20克 连翘15克

僵蚕6克　板蓝根15克　丹皮6克

（五）疏风邪兼以清热，开肺气宣郁透疹

风热内蕴，发为红疹，热郁当开，火热当清，治以疏风清热宣透方法，药宜清凉，不可过用升散，更禁辛温之品。

薄荷1.5克（后下）　蝉衣3克　赤芍6克　芦根20克　连翘6克　前胡3克　银花6克

（六）清气热兼以育阴，凉营分而透痈痧

烂喉痈痧，咽红肿痛，甚则喉烂，遍体红晕，密布痧疹。治当清气凉营为法，虽可佐以宣透之品，以清热透邪，定不可升发提透，更忌辛燥走窜之类。

生地黄30克　玄参30克　蝉衣3克　僵蚕6克　连翘9克　银花30克　生石膏30克（先煎）　知母9克　鲜石斛15克　鲜芦茅根各30克　安宫牛黄散1克（分冲）

（七）宣展肺气以开其郁，凉营透热而解神昏

温热邪在气分，服药过用寒凉，不唯热未能解，阳气反为寒凉所遏，郁而不展，身热不退，胸中堵闷，面色黧暗，神志不清，甚则谵语妄言，大便未解，小溲短少色赤，舌绛苔白，脉多沉涩，按之小细而数。必须宣展肺气以开其郁，凉营透热而解神昏。

薄荷3克（后下）　蝉衣6克　竹茹6克　杏仁10克　僵蚕6克　连翘15克　忍冬花15克　片姜黄6克　鲜茅芦根各30克　鲜九节菖蒲20克（打烂搅汁兑入）　局方至宝丹1丸（分2次汤药送服）

（八）育阴分清营透热，祛暑邪凉肝息风

暑热炽盛，内逼营血，身热夜甚，口反不渴，心烦躁扰，时或谵狂，舌红绛且无苔，脉象细弦小数。肝热阴亏，筋脉失养，两目上视，颈项强直，角弓反张，热动肝风之象。用育阴清营，凉肝息风方法。

鲜佩兰12克（后下）　鲜生地30克　沙参20克　麦冬

10克　元参30克　连翘心15克　银花15克　嫩钩藤15克（后下）　竹叶卷心3克　丹皮10克　羚羊角3克（先煎兑入，或羚羊角粉1克冲）

附二：北京四大名医之一、先师汪逢春先生治疗湿热病十法

（一）芳香宣化法（上焦）

暑湿之邪迫于外，湿热秽浊蕴于中，头晕身热，漾漾泛恶，胸中气塞，脘闷咳嗽，周身酸沉乏力，小溲赤黄，舌苔白腻而滑。湿温初起之证，宜芳香宣化方法。

鲜佩兰5克（后下）　鲜菖蒲8克　大豆卷10克　鲜藿香5克（后下）　嫩前胡3克　川郁金6克　白蒺藜10克　姜竹茹10克　制厚朴5克　川黄连3克（研冲）　通草3克

（二）芳香疏解法（上焦）

暑湿外受，表气不畅，形寒头晕，周身酸楚，身热肌肤干涩，恶心呕吐，腹中不舒，中脘满闷，脉象濡滑。法当芳香疏解，以退热定恶。

佩兰叶12克（后下）　广藿香10克（后下）　陈香薷5克（后下）　大豆卷10克　制厚朴6克　新会皮3克　制半夏10克　苦桔梗6克　枳壳6克　白蔻仁5克　煨鲜姜3克　杏仁6克　太乙玉枢丹1克（研细分冲）

（三）芳香化浊法（上、中焦）

暑热湿滞，互阻中焦，身热泛恶，呕吐痰水，胸闷腹中阵痛，大便欲泄未得，心烦急躁，两目有神，口干不欲饮水，舌苔白腻。用芳香化浊方法以定呕降逆折热。

佩兰叶10克（后下）　藿香6克（后下）　制厚朴6克　半夏曲12克　川连3克　大腹皮10克　佛手10克　煨姜3克　保和丸12克（布包）　焦麦芽10克　赤苓12克

上落水沉香末1克、白蔻仁末1克，二味共研装胶囊，分

两次汤药送下。沉香末以降其气逆，蔻仁末以化开湿郁，治若不当，即可转痢。

（四）轻扬宣解法（上、中焦）

暑湿蕴热，互阻肺胃，身热头晕，咳嗽痰多，两脉弦滑略数，按之濡软。热在肺胃，法宜宣解；湿浊中阻，又需轻扬。

香豆豉 12 克　炒山栀 6 克　嫩前胡 3 克　象贝母 12 克　杏仁泥 10 克　枇杷叶 12 克（布包）　保和丸 15 克（布包）　鲜芦根 30 克

（五）宣肃疏化法（上、中焦）

暑湿热郁，蕴阻肺胃，咳嗽痰多，胸中满闷，大便不通，小溲赤黄，苔黄垢厚。可用宣肃上焦，疏化畅中方法。

前胡 3 克　象贝母 12 克　杏仁 10 克　香豆豉 12 克　山栀 3 克　炙杷叶 12 克（布包）　保和丸 15 克（布包）　黄芩 10 克　焦麦芽 10 克　枳壳 3 克

（六）轻宣清化法（上、中焦）

暑热偏多，湿邪略少，身热咳嗽，汗出口干，意欲凉饮，舌红苔黄，脉象细弦。用清解暑热，轻宣化湿方法。

薄荷细枝 2 克（后下）　佩兰叶 10 克（后下）　连翘 12 克　炙杷叶 12 克　白蒺藜 10 克　前胡 3 克　杏仁 10 克　川贝母 5 克（研冲）　鲜荷叶 1 角　鲜西瓜翠衣 30 克　益元散 12 克（布包）

（七）辛开苦降法（中焦）

湿热病，热郁中州，湿阻不化，头晕且胀，胸闷而周身酸楚，漾漾泛恶，大便不畅，小溲赤黄，苔白滑腻。用辛开其郁以利三焦，苦降其热以燥其湿，少佐淡渗分消。

白蒺藜 10 克　佩兰叶 12 克（后下）　白芷 3 克（后下）　半夏 10 克　杏仁 10 克　黄芩 10 克　黄连 3 克（研冲）　炒苡米 12 克　白蔻仁 2 克　赤苓 12 克　滑石 12 克

（八）宣化通腑法（中、下焦）

暑挟湿滞，互阻不化，小溲艰涩，大便不通，上则恶心呕吐，下则腹胀矢气。宜宣化降逆，展气通腑，一方两法，兼顾胃肠。

鲜佩兰12克（后下） 鲜藿香6克（后下） 香豆豉12克 山栀5克 新会皮5克 佛手片10克 槟榔10克 杏仁10克 前胡6克 通草3克 煨姜2克

酒军0.5克、太乙玉枢丹1克，二味共研细末，装胶囊分2次服，用佛手10克、煨姜3克煎汤送下，药先服。（此定呕法）

（九）泄化余邪，轻通胃汤法（中、下焦）

湿温后期，身热已退，症状大轻，余热未除，湿热积滞退而不净，大便不通，腑气不畅，腹中不舒，苔腻根黄厚。用本法泄化余邪而通其胃肠。

白蒺藜10克 粉丹皮6克 香青蒿1克 枳实3克 鲜杷叶12克 保和丸15克（布包） 全瓜蒌30克 知母6克 炒苡米12克 山楂炭10克 杏仁10克 茵陈12克 白蔻仁末0.6克

生熟大黄各1克，二味共研细末，装胶囊分2次服，汤药送下。

（十）泄化余邪，甘润和中（中、下焦）

湿温初愈，邪退不净，中阳未复，阴分亦虚，运化欠佳，胃纳不馨，周身乏力；舌胖而淡，脉多濡滑缓弱。用泄化余邪，甘润和中方法，以善其后，病势向愈，饮食寒暖切当留意。

川石斛12克 丹皮6克 香青蒿0.5克 甜杏仁10克 范志曲12克 鸡内金10克 冬瓜子20克 茯苓皮15克 生熟谷麦芽各12克 香砂枳术丸15克（布包）

妇科证治

月经先期（二法）

（一）凉血分以和其营，坚其阴而止妄行

血得热则妄行，月经先期，量多，色深紫有块，血浓稠，烦躁且夜寐不宁，舌红苔黄，脉弦滑数有力。用凉血和营方法。

细生地 12 克　马尾连 10 克　黄芩 10 克　丹皮 10 克　赤芍 10 克　炒地榆 10 克　炒川楝子 6 克

加减法：

若心烦口苦，痰中带有血渍，方中加竹叶 3 克、白头翁 20 克、白茅根 20 克。

若大便干结，小溲赤热，可于方中加大黄粉 0.5 克、瓜蒌 10 克、元明粉 1 克（冲）。

若胁痛而胸中满闷者，方中加片姜黄 6 克、柴胡 6 克。

（二）益中气以扶后天，摄其血而安冲任

中气不足，脾气虚弱，统摄无权，月经先期而下，量多，色淡质稀，短气乏力，周身酸软，面色晄白，胃纳不佳，阵阵汗出，舌胖淡嫩滑润液多，脉象虚弱无力。用益气补中方法。

炙黄芪 20 克　党参 10 克　白术 10 克　当归 10 克　炙甘草 10 克　茯苓 10 克　醋柴胡 6 克　桂圆肉 20 克

加减法：

若腹中时痛，当加肉桂粉1.5克（冲）、乌药6克、川芎10克。

若阳气大虚，面㿠白无华，可加人参粉3克（冲），或加用安坤赞育丸分服，或以汤药，配服参茸卫生丸、人参鹿茸丸之类。

月经后期（三法）

（一）温经脉，散寒邪，治在下元

血为寒凝，少腹微痛，得热则缓，面色苍白，四肢不温，月经后期，量少色暗，舌胖苔白腻且滑润，脉象沉紧或沉迟。可用温经散寒方法。

吴茱萸12克　当归10克　川芎10克　白芍15克　党参10克　粗桂枝12克　炒艾叶3克　炮姜3克

加减法：

若苔白滑润，脉象沉伏，确为寒邪凝滞，当加重药量，或加淡附片3克、党参10克、乌药6克。

若舌苔黄厚，大便难下，脘腹胀满，可加焦三仙各10克、木香6克、鸡内金10克。

（二）益其气兼以养血，安心神治在八脉

营虚血海不盈，月经延期来潮，色淡量少，经常头晕，甚则两目昏花，心悸不安，舌淡少苔，脉多细弱。用补养气血方法。

黄芪10克　党参10克　茯苓10克　白术10克　炙甘草10克　当归10克　熟地10克　川芎10克　白芍10克　肉桂3克　龙眼肉30克

加减法：

若心悸气短时，加黄芪至30克、党参至20克，阿胶10克（烊化）。

下元不足腰痛时，加桑寄生、杜仲、芡实米等。但一定要看脉舌有无湿象，如属虚中挟湿，切不可忽视其湿，而专用填补下元，防其腻滞留湿。

若病久中气下陷，气不摄血，崩中漏下者，再加升阳固涩之品，如醋升麻、醋柴胡、桑螵蛸、乌贼骨、生牡蛎、五味子等。

（三）调气机以开其郁，和气血治在八脉

气帅血行，血随气运，气滞则血行不畅，故经来过期，每40～50天1次，量少，色正常或暗红，少腹胀痛不舒，胸胁苦满，甚则乳房胀痛，或掣及胁肋之间，舌质暗红或有瘀斑，脉象弦涩或沉涩不畅。必须行气以畅八脉。

乌药6克　苏梗10克　木香6克　香附10克　旋覆花10克（包）　片姜黄6克　元胡粉3克（冲）　丝瓜络10克

加减法：

若郁滞而化热时，加用赤芍10克、丹皮10克、白头翁10克。

若肝郁化热，心烦梦多者，加黄芩10克、柴胡6克、炒地榆10克。

若胃肠消化功能不佳时，加焦三仙各10克、鸡内金10克、香稻芽10克。

月经过多（二法）

（一）清热凉营以止其血，苦泄坚阴求其成寐

阳热过盛，迫血妄行，经行量多，色深红或紫暗黏稠甚则成块，有恶味。热郁血分，气道不利，故少腹时痛。热邪内灼，故面红口干，尿黄，大便干结，舌红苔黄，脉象滑数有力。可用清热凉血，苦泄坚阴方法，仿傅青主清经汤意。

细生地15克　丹皮10克　白芍15克　黄柏6克　地骨皮10克　柴胡6克

加减法：

若湿郁者先治湿郁，因为热与湿结合，往往胶结缠绵，难解难分，若湿不去热亦无法分离，所以必先祛湿，再行凉营。

在治疗中忌口问题切当注意，有时用药虽当，往往由于饮食失慎，影响疗效。血热者，辛辣油腻之品皆当忌食。

（二）补中焦以益其气，扶脾阳治在冲任

中气不足，气不摄血，冲任失和，月事过多，色淡且稀，心悸怔忡，夜寐不安，疲乏无力，面色苍白，下肢不温，舌淡苔白，两脉虚濡。用补益中气方法。

白术 10 克　党参 10 克　黄芪 10 克　当归 10 克　炙甘草 10 克　茯苓 15 克　龙眼肉 30 克（先煎）　炮姜 3 克　炒官桂 3 克　清阿胶 10 克（烊化）

加减法：

若经血淋漓不止，可加升阳药物，方中加醋柴胡 10 克、醋升麻 10 克、陈棕炭 10 克等。

若血虚气弱者，可以在本方中加入净丝棉 1 小张（焙灰冲服）。

在气血不足时，一定也要注意疏调和血甚至化瘀，不然恐其留邪。

月经过少（三法）

（一）养血益气以治其本，补心安神治在心脾

血海不足，经事量少，色淡且稀，面色不荣，头昏且胀，心悸而夜不成寐。用养血益气方法。

当归 10 克　熟地 10 克　川芎 10 克　白芍 15 克　白术 10 克　太子参 10 克　阿胶 10 克（烊化）　龙眼肉 30 克

加减法：

若血虚心悸不安时，加旱莲草 10 克、女贞子 10 克、料豆衣 10 克、炒枣仁 10 克。

若中阳不足，胃纳不佳时，加党参 10 克、炙甘草 10 克、黄芪 10 克、陈皮 6 克、半夏 10 克。

（二）补益肝肾治在下元，养血和营从本治疗

肾虚下元不足，经血衰少，血色淡红，腰膝酸软，头晕耳鸣，舌暗红，脉沉细。可用补益肝肾方法。

当归 10 克　熟地 10 克　山药 10 克　补骨脂 10 克　桑寄生 15 克　仙灵脾 10 克　杜仲 10 克　山萸肉 3 克

加减法：

若下元虚寒，下肢逆冷时，加仙茅 10 克、淡附片 3 克、吴萸 4 克、肉桂粉 1.5 克（冲）。

病势好转之后，改用丸剂，或做膏滋药，每服 1～2 匙（参阅附篇膏滋药方配制方法）。

（三）疏气机以通其络，调八脉活血祛瘀

气血郁结，胞络受阻，月经衰少，色紫有块，少腹胀痛，舌质暗红，脉沉弦涩。用行气活血通络方法。

旋覆花 10 克（包）　元胡粉 1 克（冲）　当归 10 克　没药 3 克　刘寄奴 10 克　炮姜 1.5 克　炒官桂 1.5 克　桑树枝 30 克

加减法：

若气滞甚者，方中加用苏梗 10 克、香附 10 克、木香 3 克或用片姜黄 6 克、白檀香 3 克、紫降香 3 克、丝瓜络 10 克。

对血行滞涩者，也要根据热郁、气滞、寒凝及冲任失和的情况，从脉、舌、色、症各方面，详细分析，酌情选用相应药物。

痛经（三法）

（一）调气机以开其郁，活血脉化瘀拈痛

气行则血行，气滞血亦滞。气血运行不畅，少腹胀痛，经血壅滞，血色紫暗，甚则有块，或伴见胸胁胀痛，舌质紫有瘀斑，脉见沉涩或沉弦。用行气活血方法。

柴胡 3 克　当归 6 克　川芎 10 克　赤白芍各 10 克　生地

黄12克　木香6克　川楝子6克　元明粉3克（冲）　炒五灵脂10克

加减法：

若气分郁滞为主，加旋覆花10克（包）、苏梗10克、砂仁2克（研冲）、白檀香3克（后下）。

若湿邪阻遏时，加防风6克、杏仁10克、茅苍术10克、泽兰10克。

若挟有食滞，加焦四仙之类。

若气滞夹有寒凝，舌滑润，脉象滑缓或沉迟者，可用炮姜3克、乌药3克、紫降香3克，甚则加用炒官桂3克。

总之，一定查究气滞根源，从本调理，决不可一见气滞就投行气破滞之品。

（二）温其寒以化湿郁，暖胞宫温通血脉

寒湿互阻胞宫，气机难以通行，血行不畅，少腹疼痛，经少暗红，带下绵绵，四肢清冷，舌白滑而润，脉沉紧。当用温寒化湿，温通血脉方法，仿当归四逆汤意。

粗桂枝10克　当归10克　赤白芍各10克　艾叶6克　细辛1克　炮姜3克　苏叶梗各6克　木通2克

加减法：

若湿邪为重，舌滑润，腰酸腿沉，周身乏力，带下稀白，用升阳化湿为主，方中加用荆穗炭10克、防风6克、杏仁10克、赤苓10克。

若湿郁不化，气机不调，中阳偏虚，当从升阳扶脾着手，方中加茅苍术6克、党参6克、桂枝6克、炮姜3克、防风6克。

若脉沉迟，面色苍白，舌胖苔滑，下肢浮肿，寒邪凝固，下元早衰，加重温阳化湿之品，方中加附片10克、干姜10克、肉桂子6克、川椒目3克、艾炭3克、阿胶10克（烊化）。

（三）益其气兼以补血，健脾胃治在后天

体弱气血不足，月经稀淡，面色皖白无华，行经之后，头晕目花，后脑空痛，两耳鸣响，唇舌淡而舌胖有齿痕，苔白滑，脉虚弱按之细。用益气养血方法。

黄芪 10 克　党参 6 克　白术 10 克　当归 10 克　炙甘草 10 克　熟地 10 克　川芎 10 克　白芍 10 克　粗桂枝 10 克　木香 3 克

加减法：

若心气不足，阵阵惊悸，脉虚弱无力时，加炒枣仁 10 克、远志 10 克、合欢花 10 克。

若心阴不足，心烦而夜寐梦多者，加首乌藤 20 克、丹参 10 克、生地 10 克，方中刚燥之品酌情减少。

若属气分郁结，肝经有热，而阵阵躁动者，加川楝子 10 克、片姜黄 6 克、桑枝 30 克、白头翁 20 克。

若阳气虚衰，而虚热上窜时，方中加生牡蛎 20 克（先煎）、珍珠母 30 克（先煎），以平虚热。

闭经（四法）

（一）填补下元滋养肝肾，养血益气以行其经

素质薄弱，肝肾两亏，冲任失养，经闭不行，面色晦暗，腰膝酸软，头晕耳鸣，舌淡苔白，脉象沉涩。用填补益气方法。

楮实 10 克　熟地 10 克　杜仲 10 克　枸杞 10 克　菟丝子 10 克　桑寄生 15 克　当归 10 克　茯苓 15 克

加减法：

若虚热上炎，可于方中加生牡蛎 30 克（先煎）、珍珠母 20 克（先煎）。

若属真火衰微，可加仙茅 10 克、仙灵脾 10 克、对蚕蛾 3 克、肉桂子 6 克。

若血虚大便秘结时，加旱莲草10克、女贞子10克、料豆衣10克、沙苑子20克、何首乌15克。

若气虚便秘者，加生白术30克、升麻3克、黄芪20克、党参10克，以益气通便。

（二）益气以补其阳，养血而护其阴

素质血虚，或失血之后，气阴皆亏，月经量少，色淡而稀，甚则经闭不行，面色苍白或萎黄，神气疲乏，头晕心悸气短，脉细弱无力。用益气养血方法，两顾阴阳，仿八珍汤意。

党参10克　白术10克　茯苓10克　炙甘草10克　当归10克　白芍15克　川芎10克　熟地10克　砂仁2克（研冲）

加减法：

若阴分不足，口干不渴，舌绛尖红，脉细弦小滑者，可于益气补血之中，加清化肝热之品，如川楝子6克、蝉衣3克、黄芩3克。

若苔黄垢厚时，加焦三仙各10克、鸡内金10克。

（三）理气机而调冲任，活血脉求其经行

精神抑郁，气分郁结，胸胁胀痛，经闭数月不行，少腹胀满且痛，面色暗浊，舌质紫暗，边尖有瘀斑，两脉沉涩带弦。用理气活血通经方法。

柴胡6克　片姜黄6克　香附10克　赤芍10克　川芎10克　当归尾6克　生地黄10克　红花6克　桑枝30克

加减法：

若药后气机已畅，血虚明显时，必以养血为务，不可只用攻瘀，若虚人有瘀则越攻越虚，永无愈期矣。

若气虚为主，必须先益其气，补气则可行血。若只想通，则必不通矣。

（四）化痰湿以行气机，降浊逆而通血脉。

胖人多湿，肥人痰盛，络脉遏阻，冲任不利，导致闭经，疲乏胸闷，腰腹带下绵绵，苔白腻而滑润，脉多沉涩或沉滑。用化湿导痰，宣畅气机方法。

旋覆花 10 克（包） 制南星 6 克 皂角子 6 克 半夏 10 克 冬瓜子 30 克 陈皮 6 克 生香附 10 克 大黄粉 0.5 克（冲）

加减法：

若湿痰较重，可加疏风燥湿药，如防风 6 克、莱菔子 6 克、苍术 3 克。

若痰火郁热时，宜加清化痰火药，如栀子 6 克、马尾连 10 克、黄芩 10 克、薄荷 3 克（后下）。

若气滞不畅，脘腹胀满时，加白檀香 3 克、紫降香 3 克、枳壳 6 克、佛手 6 克，以疏畅气机。

若属结核病而致闭经，当配合抗痨药物。

经行吐衄

清肝热兼以调郁，凉血分求其衄止

肝经郁热，深入血分，每于经期，冲任失和，出现周期性吐血或衄血，伴有心烦，两胁胀痛，口苦咽干，舌红瘦，苔干黄，脉弦细小数。用清肝解郁凉血方法，宗丹栀逍遥散。

丹皮 10 克 白头翁 10 克 炒栀子 6 克 柴胡 6 克 黄芩 10 克 牛膝 3 克 赤白芍各 10 克 薄荷 3 克（后下）

加减法：

若属火热横逆，大便闭结，脉弱滑有力者，加大黄 3 克、元明粉 3 克、丝瓜络 10 克。

若阴虚阳亢，虚火上炎，肺络受损，吐衄时作，头晕耳鸣，两颧红赤，脉细数者，可加养阴润肺，凉血止红药物，如沙参 10 克、女贞子 10 克、旱莲草 10 克、炒地榆 10 克、白茅根 30 克。

儿科证治

急性上呼吸道感染（二法）

（一）辛微温以疏表，苦甘寒泄其热

素有蕴热，外感新凉，身热咳嗽，阵阵恶寒，面色略白，脉象浮数。可用本方疏表泄热为治。

苏叶 2 克　前胡 3 克　杏仁 3 克　芦根 10 克　苦桔梗 3 克　生甘草 2 克　山栀 3 克

加减法：

若表气闭郁，恶寒较重，身热无汗，苔白滑润，脉象浮紧者，可酌加辛温药，如荆芥、防风之类。

若表闭时间较长，正气不足，两目无神，口唇色淡，服退热药后，四肢清冷，指纹色淡，汗出过多，此乃气分已虚，酌其虚情，可加入甘温益气之品，如太子参 3 克、黄芪 5 克。如症重时，可加党参 3 克、桂枝 3 克、生姜 3 克、大枣 5 枚。

若舌苔略厚，当考虑消化不良，在解表药中加入消导之品，如焦麦芽 3 克、香稻芽 3 克、山楂 3 克、鸡内金 3 克，并当控制饮食。

（二）辛凉清解，苦甘泄热

风热上扰，内蕴郁热，身热，咽红肿痛，鼻塞流涕，头痛咽痒，口干心烦，舌红尖部起刺，苔浮黄，甚则垢厚。当用辛凉清解，苦甘泄热方法。

薄荷 3 克（后下） 连翘 6 克 银花 6 克 苦桔梗 6 克 芦根 10 克 生甘草 3 克 黄芩 6 克

加减法：

若口干且渴，唇焦便干，阵阵汗出，脉滑数，指纹深紫透过气关，舌红尖部起刺，或黄垢苔而厚者，此热在气分，胃肠滞热，方中当加生石膏 6～10 克（先煎）、焦三仙各 10 克；热势较重者，可再加知母 6 克，或加用至圣保元丹 1 丸，分两次服。

若舌苔黄厚，大便干，或稀而味恶臭者，可加清热通腑之品，如大黄粉 0.5 克（冲）。

肺炎（三法）

（一）宣风寒以开其闭，泄肺热兼以化痰

风寒外束，热郁于内，面色苍白，口鼻发青，唇焦口干，恶寒发热无汗，咳嗽气急，甚则作喘，喉间痰鸣，苔白腻而质红，脉浮数或沉涩。用本法治之。

麻黄 1 克 杏仁 3 克 生石膏 6 克（先煎） 前胡 3 克 浙贝母 6 克 芦根 10 克

加减法：

若药后得汗而表解，痰热仍未尽除者，加清热化痰之品，如苏子 3 克、莱菔子 5 克、冬瓜子 10 克。

若表邪已解，内热较重，舌红口干，脉滑数，可以清热为主，酌情加化痰之药，如陈皮 1 克、浙贝母 3 克、黄芩 5 克、蝉衣 3 克。

（二）清肺热兼以化痰，泄其火肃降止咳

肺炎表邪已解，仍然身热咳嗽，口干渴饮，咽红且痛，呼吸气促，夜不能睡，舌苔浮黄，脉象滑数。可用清肃化痰方法。

麻黄 1 克　生石膏 8 克（先煎）　杏仁 3 克　黄芩 6 克　连翘 5 克　浙贝母 10 克　芦茅根各 8 克

加减法：

若属热重，舌红尖部起刺，指纹深紫至气关者，方中加知母 3 克、花粉 3 克、钩藤 6 克（后下）、天竺黄 6 克。

若痰火过盛，必以清泄痰火为主，可于方中合入泻白散及葶苈大枣泻肺汤方。药如：桑皮 6 克、地骨皮 5 克、甜葶苈 2 克、瓜蒌 10 克，或加珠黄散 1.5 克（冲）。

若热盛而神志不安，甚则作惊或抽搐时，当加用清心凉肝之品，如羚羊角粉 1 克（冲），或紫雪散 0.3～0.5 克（冲）。

（三）清痰火兼以化滞，泄肺热以平喘咳

高热烦躁，咳喘鼻扇，面部青紫，舌苔老黄，大便干结，或高热致惊，甚则抽搐。此乃食滞与内火互阻之象，急以清肺化痰导滞方法治之。

麻黄 1.5 克　生石膏 12 克（先煎）　杏仁 6 克　浙贝母 6 克　鸡内金 3 克　天竺黄 6 克

加减法：

若热盛便干惊搐者，方中加紫雪散 1 克（冲）。

附：丸、散、膏方

某些慢性病，不宜久服汤药，可用丸、散、膏剂缓缓调理，多能收效。兹将本人多年临床使用有效之方附例于后，以备参考。

（一）化痰湿、宣肺气、肃降定喘，消食滞、健脾胃、培土生金

慢性咳嗽气喘，脾肺气虚，由于饮食不慎，消化欠佳，脾胃运化失权，水、湿、痰浊互阻，用化痰湿、宣肺气、肃降定喘，消食滞、健脾胃、培土生金方法，配水丸缓缓图之。并宜节制饮食，增加体力锻炼。

定喘水丸方

云茯苓30克（连皮土炒） 制半夏30克 炙甘草15克 生炒白术各30克 川贝母30克 远志30克 苦杏仁30克（去皮尖） 枇杷叶30克 鸡内金60克 苏子20克 香稻芽90克 焦麦芽60克炒莱菔子30克 六神曲50克 佛手片20克 水炒竹茹30克 花槟榔30克 泽泻15克 新会陈皮20克 生熟苡米各30克 生海浮石50克

上药选配道地，如法炮制，研极细末，用海蜇头150克、荸荠150克、鲜梨250克（连皮去核切片）、大红枣30枚，共煎浓汤，拌匀为丸，如小梧桐子大，滑石为衣。每日早、晚各服6克，温白开水送下。如遇感冒暂停。忌辛、辣、油重、过咸、过甜饮食。

(二)养肺阴、润肺燥、化痰止咳,调脾胃、助消化、兼治中焦

肺阴不足,燥热内生,咳嗽经久不愈,痰中有时带血,或有低热,心烦梦多,甚则消化不良,纳谷不馨,舌红唇干,脉象细数。用本法制膏滋药调治。

补肺膏滋药方(梨膏)

生紫菀 20 克　嫩前胡 30 克　炙百部 30 克　桑白皮 30 克　地骨皮 30 克　川贝母 20 克　上白术 30 克　云茯苓 60 克　制半夏 30 克　家苏子 30 克　莱菔子 30 克　苦杏仁 30 克(去皮尖)　竹茹 20 克　新会皮 30 克　知母 30 克　冬瓜子 60 克　瓜蒌皮 60 克　生海浮石 60 克　远志 30 克　海蜇 60 克　荸荠 30 克　旋覆花 30 克　楮实子 30 克　紫衣胡桃肉 30 克　金樱子 30 克　五味子 30 克　甜葶苈 20 克　大红枣 50 枚　薏苡米 60 克　玉竹 30 克　鸡内金 60 克　香稻芽 60 克　焦三仙各 30 克　泽泻 20 克　花槟榔 30 克　银杏肉 60 克　橘络 30 克　阿胶 60 克(后加)

上药选配道地,如法炮制,共入紫铜锅内,以武炭火浓煎,至气味相透,滤净渣滓,加鸭梨 15 枚(连皮去核切片)共煎,再去净渣滓,徐徐浓缩,加方中阿胶及白蜂蜜 180 克、冰糖 80 克,文火徐徐收膏,至滴水成珠为度。用磁罐或玻璃罐收贮,俟冷加盖。放于阴暗处,防潮、防腐、防热。每日早、晚各服 1 汤匙,温开水化服。如遇感冒暂停。

(三)平肝热、化湿郁、扶土抑木,调郁结、活血脉,以缓胃痛

肝郁日久,郁而化热,木郁侮土,脾胃受克,湿滞脘中,经常吐酸泛恶,每遇恼怒,胃痛即发,舌红苔腻,脉象弦急。用平胃散、失笑散、金铃子散合方化裁为散剂。用散剂者,以其能散郁化湿故也。

胃痛散剂方

金铃子 50 克　炙元胡 20 克　炒五灵脂 30 克　生蒲黄 50 克　苍术 20 克　川朴 20 克　炙草 20 克　制半夏 30 克　新会陈皮 20 克　生香附 40 克　陈香橼 20 克　木香 10 克　砂仁 10 克　淡吴萸 3 克　川黄连 20 克　小青皮 10 克　柴胡 10 克　黄芩 20 克　当归 20 克　赤芍 30 克　九香虫 10 克　刺猬皮 30 克　鸡内金 60 克　焦麦芽 60 克　焦山楂 80 克　神曲 80 克　炒香稻芽 60 克　片姜黄 20 克　茜草 30 克

上药选配道地，如法炮制，共研极细末，每 3 克为 1 包，每日早、午、晚饭后各服 1 包，温开水送下。如遇感冒暂停。

（四）益气养血兼温命门，调理脾胃助其消化

治疗一般气血不足，体质衰弱，营养不良，或老年气血两虚，真元亏损，以长服膏滋药缓缓调补为佳。

补气血调脾胃膏滋药方（苹果膏）

党参 30 克　黄芪 60 克　上白术 60 克　茯苓 60 克　炙甘草 30 克　当归 30 克　熟地 60 克　白芍 50 克　川芎 30 克　制半夏 30 克　北秫米 100 克　陈皮 30 克　佛手片 30 克　片姜黄 30 克　金狗脊 60 克　首乌藤 60 克　旱莲草 60 克　女贞子 60 克　料豆衣 60 克　鹿茸粉 6 克（后加）　肉桂粉 6 克（后加）　阿胶 30 克（后加）　砂仁粉 10 克（后加）　生苡米 100 克　生山药 80 克　白扁豆 80 克　黑木耳 30 克　胡桃肉 60 克　芡实米 100 克　冬虫夏草 60 克　桑寄生 100 克　香附 30 克　鸡内金 60 克　焦麦芽 60 克　香稻芽 60 克　山楂 60 克　六神曲 60 克　使君子 30 克　泽泻 20 克

上药选配道地，如法炮制，共入紫铜锅内，以武炭火浓煎，至气味相透，滤净渣滓，加苹果 20 枚（去核连皮切片）

再煎，去净渣滓，文火徐徐浓缩，加方中阿胶、鹿茸粉、肉桂粉、砂仁粉及白蜂蜜180克、冰糖80克，徐徐收膏，至滴水成珠为度。用磁罐或玻璃罐收贮，俟冷加盖。放阴暗处，防潮、防腐、防热。每日早、晚可服1大汤匙，温开水化服，如遇感冒暂停。

（五）养血益气兼运中焦，疏调胃肠促其吸收

素体虚弱，或久病之后，脾胃消化欠佳，气血皆瘀，营养不良。可用本膏，缓缓滋补，既补脾胃之阴，又扶中焦之阳，填补下焦命门，为滋补之良药。每冬服1剂，疗效甚佳。

养血益气调补先后天膏滋药方（葡萄膏）

全当归60克　生熟地各40克　川芎60克　潞党参30克　云茯苓60克　上白术30克　炙甘草30克　新会皮30克　柴胡10克　赤白芍各30克　旱莲草60克　女贞子60克　生山药60克　生苡米60克　建莲肉60克　生白扁豆60克　黄芪60克　大红枣30枚　桑寄生30克　金狗脊30克　防风30克　补骨脂30克　芡实米30克　黑桑椹60克　砂仁6克　金樱子30克　何首乌60克　肥玉竹30克　槟榔30克　佛手片30克　鸡内金60克　香稻芽60克　神曲60克　炒山楂60克　泽泻30克

上药选配道地，如法炮制，共入紫铜锅内，以武炭火浓煎，至气味相透，滤净渣滓，加玫瑰紫葡萄5斤（去皮核）再煎。文火徐徐浓缩，加入阿胶60克、白蜂蜜180克、冰糖80克，徐徐收膏，至滴水成珠为度。用磁罐或玻璃罐收贮，俟冷加盖。放于阴暗处，防潮湿、防腐、防晒。早晚各服1汤匙，温开水化服。如遇感冒暂停。

（六）养血柔肝和络定搐，益阴折热以调其经

血虚阴亏，筋脉失养，每遇恼怒或情志激动，则四肢抽搐，月经衍期，脉弦细而数。用养血柔肝，益阴折热方法，配制蜜丸。并应忌恼怒，远抑郁，宽怀自解。

养血调经息风蜜丸方

柴胡 20 克　黄芩 30 克　当归 30 克　茯苓 30 克　赤白芍各 30 克　旱莲草 50 克　女贞子 50 克　木瓜 50 克　生牡蛎 60 克　清阿胶 60 克　生地黄 60 克　川芎 20 克　钩藤 30 克　陈皮 20 克　半夏曲 60 克　桑枝 100 克　丝瓜络 30 克　郁金 20 克　生香附 30 克　木香 20 克　鸡内金 30 克　焦麦芽 60 克　焦山楂 60 克　砂仁 10 克　水红花子 30 克　苦丁茶 30 克　炒枳壳 30 克　茜草 20 克　生石决明 60 克　菊花 30 克

上药选配道地，如法炮制，共研细末，以旋覆花 60 克、炙杷叶 80 克、鸡血藤 60 克、大红枣 30 枚，共浓煎拌匀，加蜂蜜为丸。每丸重 6 克，每早、晚各服 1～2 丸，温白开水送下。如遇感冒暂停。

（七）养血开胃以培其本，佐用行瘀以调其经

妇女经血不调，以血虚为主者，可用本法配膏滋药，以养血调经，且能开胃进食，以培植后天，促其生化。

调经膏滋药方

全当归 60 克　赤白芍各 30 克　生熟地黄各 30 克　川芎 30 克　旱莲草 60 克　女贞子 60 克　益母草 60 克　料豆衣 60 克　首乌藤 60 克　金樱子 30 克　楮实子 60 克　菟丝子 30 克　制半夏 30 克　新会皮 30 克　砂仁 10 克（研细后加）　片姜黄 60 克　柴胡 20 克　防风 10 克　茯神木 60 克　合欢花 20 克　独活 10 克　紫贝齿 60 克　生牡蛎 60 克　丝瓜络 60 克　桑枝 60 克　鸡内金 60 克　焦麦芽 60 克　炒香稻芽 60 克　六神曲 60 克　茺蔚子 60 克　沙苑子 60 克　泽泻 10 克　阿胶 60 克（后加）　肉桂粉 10 克（后加）

上药选配道地，如法炮制，共入紫铜锅内，以武炭火浓煎，至气味相透，滤净渣滓，徐徐浓缩，加白蜂蜜180克、冰糖80克，文火徐徐收膏，至滴水成珠为度，方中阿胶、肉桂粉、砂仁粉加入，以香气出为好。用磁罐或玻璃罐收贮，俟冷加盖。放阴暗处，防腐、防潮、防热。每日早、晚各服1汤匙，温开水化服。如遇感冒暂停。

（八）消食滞、泄胆热、佐以杀虫、化疳积、祛实邪、寓补于攻

小儿消化不良，食滞胃脘，吐酸嗳腐，腹中经常作痛，腹大青筋暴露，形体日渐消瘦，面色黑滞，大便稀而挟滞，夜寐不安，时易惊醒。病似“大实若羸状”，属疳积重证，用本法配散剂治之。

化疳积散剂方

胡黄连20克　葛根20克　生白术30克　枳实20克　木香20克砂仁10克　使君子60克　雷丸60克　榧子肉60克　鹤虱30克　山楂120克　焦六曲80克　大黄10克　水红花子60克　防风60克　京三棱20克　蓬莪术20克　鸡内金140克　香稻芽100克　蝌蛂虫120克（即蝌蚪晾干用）

上药共研极细末，每早服3～6克，或10～12克，加白糖30克左右，用开水冲拌，徐徐服下，其味酸甜，可代早餐。